AF458256

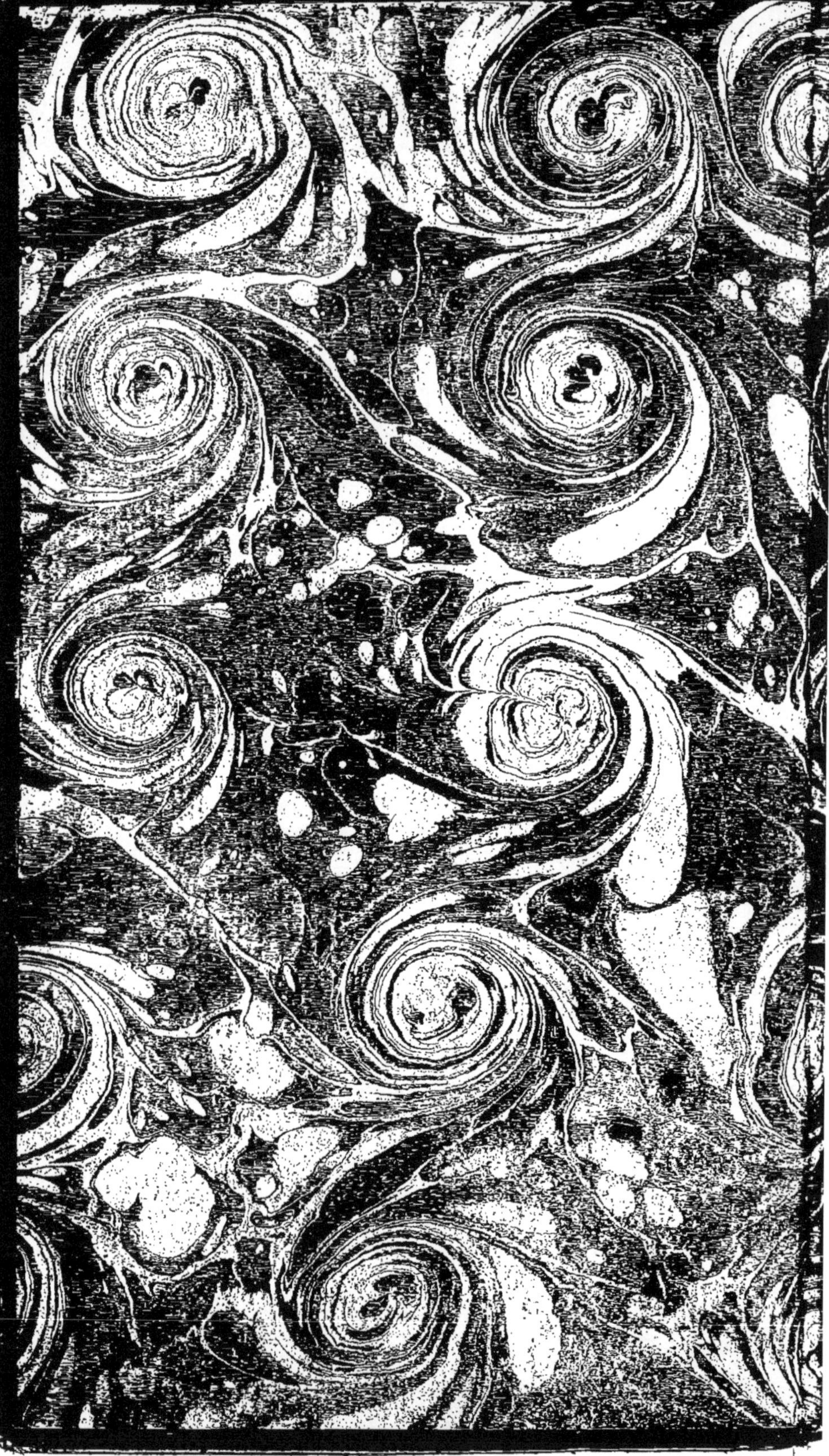

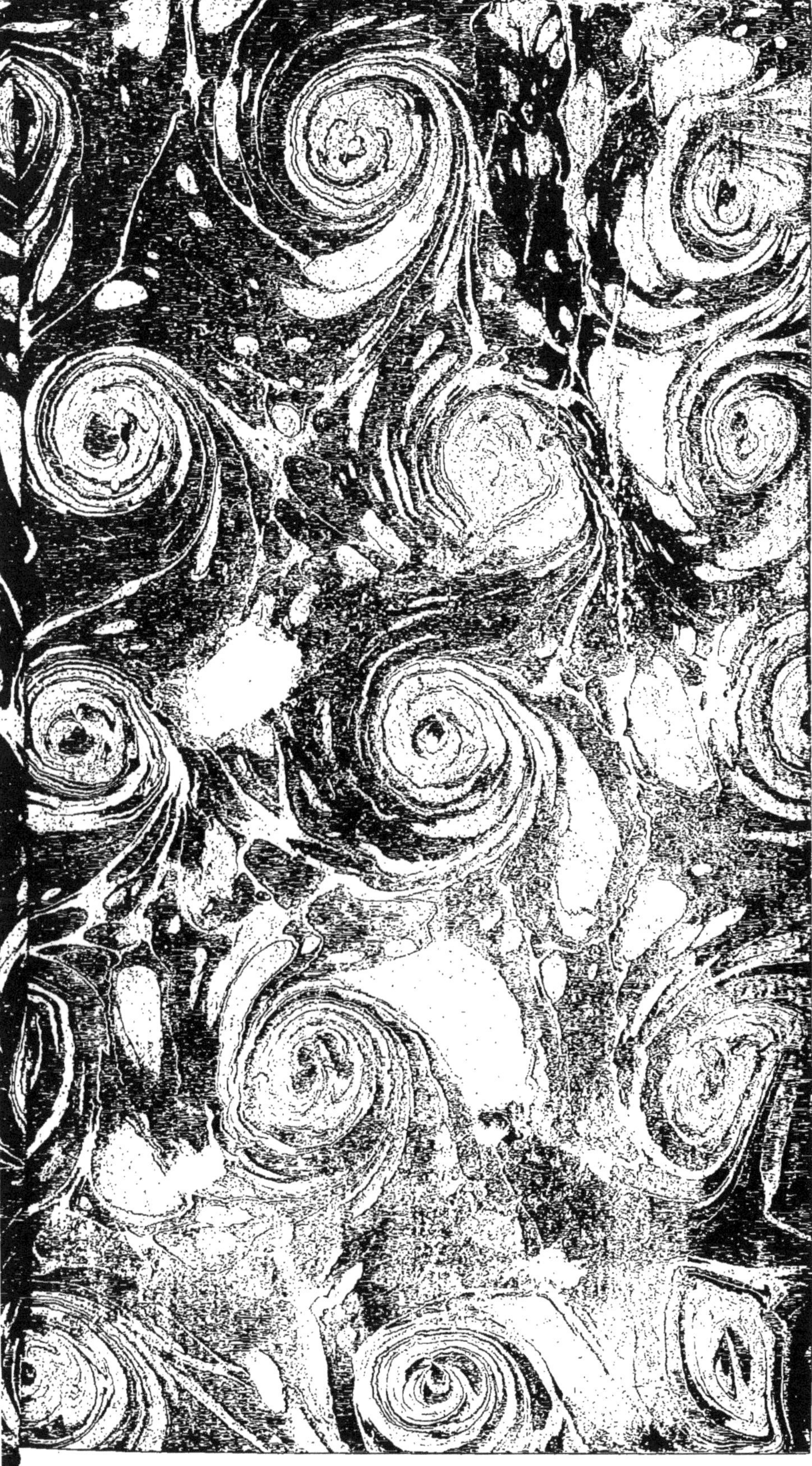

NOSOLOGIE

MÉTHODIQUE.

NOSOLOGIE MÉTHODIQUE,

OU

DISTRIBUTION DES MALADIES

EN CLASSES, EN GENRES ET EN ESPECES,

Suivant l'Esprit de SYDENHAM, *& la Méthode des* BOTANISTES.

PAR FRANÇOIS BOISSIER DE SAUVAGES, Conseiller & Médecin du Roi, & ancien Professeur de Botanique dans l'Université de Montpellier, des Académies de Montpellier, de Londres, d'Upsal, de Berlin, de Florence, &c.

TRADUITE *sur la derniere édition latine, par* M. GOUVION, *Docteur en Médecine.*

ON a joint à cet Ouvrage celui du Chev. VON LINNÉ, intitulé *Genera Morborum*, avec la Traduction françoise à côté.

TOME SEPTIEME.

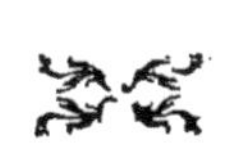

A LYON,

Chez JEAN-MARIE BRUYSET, Imprimeur-Libraire.

M. DCC. LXXII.

AVEC APPROBATION ET PRIVILEGE DU ROI.

SOMMAIRE

DE LA HUITIEME CLASSE.

VESANIÆ;

Maladies qui troublent la raiſon.

CARACTERE. Ce ſont des maladies de l'ame, leſquelles conſiſtent dans une dépravation de l'imagination, de l'appétit ou du jugement, ou dans une hallucination, une bizarrerie ou un délire.

ORDRE I. *HALLUCINATIONS, ou erreurs de l'ame, occaſionnées par le vice des organes ſitués hors du cerveau, ce qui fait que l'imagination eſt ſéduite.*

I. *VErtigo* (Vertige) tournoïement apparent des objets extérieurs.

II. *Suffusio* (Berlue) viſion imaginaire des objets qui n'exiſtent point.

III. *Dyplopia* (Bévue) hallucination qui fait paroître le même objet double ou multiplié.

IV. *Syrigmus* (Tintouin) bruit imaginaire qu'on entend dans l'oreille, quoiqu'il n'exiſte pas au dehors.

V. *Hypochondriaſis* (Hypocondrie) maladie chronique, accompagnée de rapports, de palpitation, & d'autres accidens légers, qui font craindre le malade pour ſa vie.

VI. *Somnambuliſmus* (Maladie des noctambules) hallucination, qui fait que ceux qui dorment ſe levent en rêvant, & s'expoſent à divers dangers.

ORDRE II. *Morositates* (*Bizarreries*) *déſirs ou averſions dépravées.*

VII. *Pica* (Goût dépravé) appétit des alimens incapables de nourrir, & averſion pour ceux auxquels on eſt accoutumé.

VIII. *Bulimia* (Faim canine) maladie qui fait qu'on mange plus qu'on ne ſauroit digérer.

IX. *Polydipsia* (Soif immodérée) appétit qui porte à boire au-delà de ce qui est nécessaire pour éteindre la soif.

X. *Antipathia* (Antipathie) aversion si grande pour certains objets, que leur vue, leur odeur cause des symptomes fâcheux au malade.

XI. *Nostalgia* (Maladie du pays) maladie qui consiste dans un désir si violent de revoir ses parens & sa patrie, que l'on tombe malade lorsqu'on ne peut le satisfaire.

XII. *Panophobia* (Terreur panique) frayeur qu'on éprouve en dormant, sans aucune cause évidente.

XIII. *Satyriasis* (Satyriase) désir impudent & effréné pour les femmes, accompagné d'une érection continuelle de la verge.

XIV. *Nymphomania* (Fureur utérine) appétit effréné du coït dans les femmes.

XV. *Tarantismus* (Tarantisme) désir immodéré pour la danse.

XVI. *Hydrophobia* (Rage) crainte excessive de l'eau, produite le plus souvent par la morsure d'un animal enragé.

ORDRE III. *Deliria* (*Délires*) *aliénation d'esprit causée par le vice du cerveau.*

XVII. *Paraphrosine* (Transport, aliénation) délire passager, causé par le poison, ou par quelque maladie.

XVIII. *Amentia* (Démence) délire universel, doux & sans fureur, compliqué de tristesse & d'une maladie chronique.

XIX. *Melancholia* (Mélancolie) délire particulier, doux, compliqué de tristesse & d'une maladie chronique.

XX. *Mania* (Folie) délire universel, compliqué de fureur ou d'audace, & d'une maladie chronique.

XXI. *Dæmonomania* (Démonomanie) délire mélancolique, que l'on attribue communément à la puissance du démon.

ORDRE IV. *Folies anomales* (*Anomalæ vesaniæ*) *Maladies qui ont de l'affinité avec les premieres.*

XXII. *Amnesia* (Oubli) perte totale de la mémoire.

XXIII. *Agripnia* (Insomnie) privation du sommeil, veille immodérée.

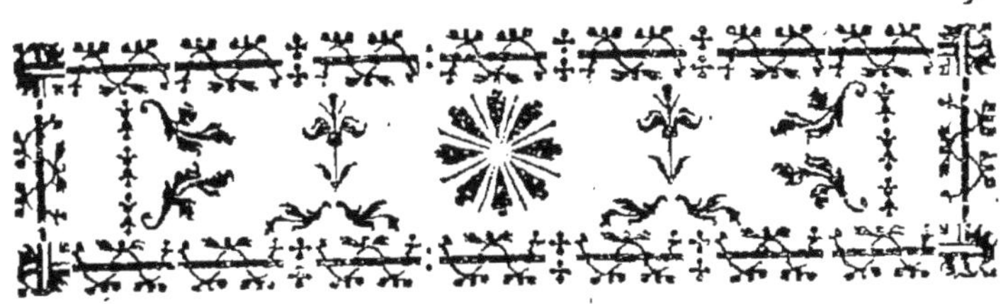

NOSOLOGIE *MÉTHODIQUE.*

THÉORIE *DE LA HUITIEME CLASSE.*

FOLIE, DÉLIRE,

Transport, Aliénation d'esprit, &c.

1. LES maladies de cette classe que les Latins appellent *Morbi vesani*, ou *Vesaniæ*, sont celles dont le principal symptome est une erreur, une aliénation, un délire, ou une démence de l'ame, ou une dépravation de l'ima-

gination, du jugement, du désir ou de la volonté.

2. Les Grecs les appellent *Paraphronici* de *paraphrosyne*, qui signifie délire, ou de *phrene*, qui signifie l'esprit, l'ame, ou de *parafero*, je transporte, de même que les François apppellent le délire *transport*. *Hesychius* leur donne le nom d'*Apologismi*.

Félix Platerus les appelle aliénations d'esprit, (*mentis alienationes*) maladies de l'ame, ou maladies spirituelles, (*morbi animi vel spirituales*) nov. class.

Les Grecs appellent ceux qui en sont atteints *paraphronountas*, *parleiros*, *parapaiontas*, *parapaïsantas*, *paracopsantas*, *maniacos*; les Latins, *mente captos*, *deliros*, *insanos*, *stultos*, *dementes*, *desipientes*.

3. Si le principal symptome gît dans l'imagination, c'est une *hallucination*, que les Grecs appellent *leros*; si c'est un délire, *paraphrosyne*; si c'est une dépravation du jugement, *paraphronia*, ou *dementia*, *stultitia*, *insania*; si c'est une stupidité, *morosis*, chez les Latins *amentia*; si c'est un désir ou une aversion dépravée, *furor*, *morositas*; en François,

tic, *manie*, *folie*, *caprice*, & en général, *délire*, *transport*, *aliénation d'esprit*.

THÉORIE.

4. L'Etre Suprême a accordé à l'ame trois principales facultés, ſavoir, de connoître, de déſirer & d'agir.

5. Ces facultés ſont communes à l'homme & aux animaux, mais l'homme les poſſede dans un degré fort ſupérieur aux derniers. La faculté de connoître inférieure, ou l'*inſtinct*, eſt la puiſſance de ſe former des idées confuſes des objets; & la ſupérieure, ou *l'entendement*, celle de ſe former des idées diſtinctes des objets, & de connoître les genres & les eſpeces.

6. On diviſe l'inſtinct en ſens & en imagination. Les *ſens* ſont au nombre de cinq, la vue, l'ouie, le toucher, l'odorat & le goût. Ils nous repréſentent les idées des objets ſenſibles ou qui frappent les ſens.

7. L'*imagination* nous repréſente les objets abſens que nous avons connus par l'entremiſe des ſens, de même que les choſes actuelles, préſentes & futu-

res ; & elle comprend la mémoire, la prévoyance ou le pronostic.

8. L'entendement compare ces idées, les combine ; & faisant usage de l'attention, de l'abstraction, de l'esprit & de la rason, il en forme des idées plus sublimes, comme le syllogisme & le raisonnement, qui lui apprend à distinguer le vrai du faux, & le mal réel de celui qui n'est qu'apparent.

9. Le *bien* est ce qui nous rend plus parfaits & qui améliore notre état : le *plaisir* consiste dans la perception intuitive de notre perfection. La *félicité* consiste dans le plaisir constant que nous causent les biens réunis, savoir, ceux de l'ame, du corps & de la fortune ; & comme Dieu nous a créés pour que nous travaillions à nous rendre parfaits & à devenir heureux, on ne doit pas être surpris que nous naissions avec un désir pour le bien & une aversion pour le mal.

10. La faculté que nous avons de désirer le bien & de fuir le mal est de deux especes ; l'une *supérieure*, c'est la volonté, ou cette inclination de l'ame pour les objets, à cause du bien intellectuel

qu'elle y apperçoit distinctement; l'aversion raisonnable s'appelle non-volonté (*noluntas*).

L'*inférieure*, ou l'appétit sensitif, est une inclination de l'ame pour un objet, à cause du bien qu'elle y apperçoit confusément, ou par l'entremise des sens; l'aversion sensitive nous détourne du mal sensible. L'appétit sensitif se nomme *cupidité*, & elle est opposée à la volonté ou à l'appétit raisonnable. La cupidité a sa source dans les sens & l'imagination, & la volonté dans la raison & l'entendement.

11. Les choses qui paroissent bonnes aux sens sont souvent mauvaises, comme les douceurs à ceux qui ont des vers; celles au contraire qui leur paroissent mauvaises sont souvent bonnes, comme l'amputation d'un membre sphacélé; d'où il suit qu'il n'appartient qu'à l'entendement & à la raison de distinguer le bien du mal, & d'en porter un jugement.

12. Comme il nous importe extrêmement, pour être véritablement heureux, de nous procurer les biens & de nous garantir des maux, autant que cela dépend de nous, il est de notre de-

voir de perfectionner notre entendement le plus qu'il nous est possible, d'obéir à la raison, & de faire ce qu'elle prescrit.

13. La derniere faculté supérieure, qui est celle d'agir ou de se mouvoir, s'appelle *liberté*. C'est cette puissance qui nous fait exécuter ce qui est conforme à la raison, & qui s'accorde avec notre volonté. La liberté s'étend non-seulement sur les actions corporelles, comme le mouvement, la parole, &c. mais encore sur celles de l'ame, comme l'attention, l'abstraction, la réminiscence, l'appétit, &c.

14. La faculté inférieure est ce qu'on appelle *nature*. C'est elle qui nous fait exécuter ce qui paroît un bien aux sens & à l'imagination, & par conséquent ce que le désir ou l'aversion sensitive nous dictent. Elle saisit sans délibération, & par la seule force de l'habitude, les biens qui se présentent, & elle détourne les maux sensibles. Lorsque nous nous brûlons, ou que nous sommes sur le point de faire une chute, guidés par un instinct naturel, nous retirons aussi-tôt le membre qui est sur le point de se brû-

ler ou de tomber, & qui eût infailliblement éprouvé cet accident, si nous eussions délibéré avant de le faire.

15. Les efforts violens que fait la nature pour se procurer les biens & se garantir des maux conséquemment à son désir ou à son aversion sensitive, s'appellent *Passions de l'ame.* L'empire que la liberté exerce sur elle, soit pour les réprimer ou les modérer, est d'autant plus grand, qu'on a pris plus de soin de cultiver sa raison & de se rendre parfaits. Lorsque l'homme est tel qu'il doit être, & qu'il est parfait, il y a un accord parfait entre la volonté & les désirs, entre les actions libres & naturelles; & il ne désire que ce qui est bon, utile, décent, juste & convenable. Plus l'homme est imparfait, plus il approche de la condition des brutes, moins il a soin de cultiver sa raison par l'étude de la religion & de la philosophie, plus il y a de dissention entre les actions qui paroissent agréables aux sens, & mauvaises à l'entendement, entre celles que la raison approuve & que l'instinct désapprouve; & telle est la source des maux tant moraux que physiques, & je ne traite ici que des derniers.

16. L'égarement de notre esprit ne vient que de ce que nous nous livrons aveuglément à nos désirs, de ce que nous ne savons ni réfréner nos passions, ni les modérer. De là ces délires amoureux, ces antipathies, ces goûts dépravés, cette mélancolie que cause le chagrin, ces emportemens que produit en nous un refus, ces excès dans le boire, le manger; ces incommodités, ces vices corporels qui causent la folie, qui est la pire de toutes les maladies, vu qu'elle réduit l'homme à l'état des brutes, ainsi qu'on en a des exemples dans la manie, la lycanthropie & la rage.

17. On peut diviser les erreurs en théoriques & en pratiques. Par exemple, lorsque nous tenons pour vrai ce qui est faux, comme que le soleil se meut, que la terre est immobile, c'est là une erreur théorique, dont il ne résulte aucune maladie. Lors au contraire que l'erreur que nous commettons en croyant vrai ce qui est faux, occasionne des maladies graves, c'est une erreur pratique. Tel est le cas d'un maniaque mélancolique, qui prend ses amis pour des ennemis, & qui craint qu'ils ne le

tuent & ne l'empoisonnent; d'un homme sujet aux vertiges, qui croyant que sa maison panche sur la droite, se panche, crainte de tomber, sur la gauche.

18. La premiere erreur s'appelle *hallucination*, en grec *leros*; elle a lieu dans le syrigme ou tintouin, la suffusion; l'autre s'appelle *délire*, en grec *paraphronia*, toutes les fois que la maladie ne nuit qu'à celui qui l'a, comme dans la nostalgie, le tarentisme, l'affection hypocondriaque, la terreur panique; mais on l'appelle *fureur*, lorsqu'elle porte le malade à attenter sur sa vie ou sur celle d'autrui, ou à faire quelque dommage considérable comme dans la manie, la mélancolie, la rage, la nymphomanie, la démonomanie, &c.

19. On doit mettre au rang des hallucinations les especes de folies causées par un vice des organes externes, qui n'influent point sur le jugement, ni sur le cerveau, comme la boulimie, la cacositie, la polydipsie, & suivant quelques-uns, le vertige.

20. Ceux qui font consister la raison & la folie dans l'accord ou la dissonance des fibres du cerveau, & qui

prétendent que la liberté n'a aucun empire ſur les actions de l'ame, fourniſſent ſans le ſavoir des armes aux matérialiſtes. Si la cauſe de nos égaremens étoit purement mécanique, il n'y a point d'action, quelque criminelle qu'elle fût, qu'on pût imputer aux hommes, & il faudroit n'admettre ni philoſophie morale ni juriſprudence; ainſi que font les impies Spinoſiſtes, qui regardent la moralité des actions comme une vraie fable.

21. L'erreur provient non ſeulement d'un vice corporel, comme la ſuffuſion de l'obſtruction de la rétine, le tintouin d'un vice du labyrinthe, &c. mais encore du mépris que nous faiſons de nos facultés & du peu de ſoin que nous avons de rechercher la vérité, & de cultiver notre jugement, ce qui nous met dans l'incapacité d'uſer de notre liberté & de corriger nos erreurs. Par exemple, un payſan qui a une ſuffuſion, croit réellement voir voler des mouches devant ſes yeux; un philoſophe connoît ſon erreur, & s'en délivre. Un homme ivre croit voir deux chandelles là où il n'y en a qu'une; celui qui a un ſtrabiſme, & dont l'eſprit eſt

cultivé, reconnoît aussitôt son erreur, & s'habitue à n'en voir qu'une. J'ai connu une hydrophobe, qui s'étoit fait une habitude de soumettre ses passions à la religion & à la raison, boire l'eau qu'on lui présentoit, & ne faire aucun mal à qui que ce fût. M. *De Sault* observe qu'il n'y a que les animaux & les hommes grossiers qui mordent lorsqu'ils sont atteints de la rage, & qu'on n'a rien de pareil à craindre de ceux qui ont cultivé leur raison.

22. Il est infiniment plus facile de corriger les erreurs qui naissent d'un vice des organes externes, que celles qui naissent de celui du cerveau. On corrige les erreurs, 1°. avec les secours mutuels des sens & de l'imagination; 2°. avec le secours de l'attention, de l'abstraction & du jugement; la vue & le toucher corrigent les erreurs de l'ouie; l'ouie & le tact celles de la vue, comme cela paroît par l'histoire de cet adulte à qui *Cheselden* avoit abattu une cataracte qu'il avoit apportée en naissant, & auquel il rendit la vue. D'abord, il ne pouvoit distinguer avec la vue seule les distances ni les figures

des objets, mais il vint ensuite à bout de le faire avec le secours de l'ouie & du toucher. Il est plus aisé de corriger une erreur lorsqu'il n'y a qu'un seul organe affecté, que lorsque tout le corps l'est, & que l'affection se communique aux fibres nerveuses de plusieurs organes. D'ailleurs, lorsque le cerveau est lésé, l'ame en est plus affectée, que lorsque c'est un organe moins nécessaire à la vie; par exemple, l'œil. L'attention qu'elle y donne, l'empêche de faire ce qui est nécessaire pour dissiper l'erreur, lorsque les hallucinations sont passageres. Un homme qui a un vertige, craint dans le premier instant, mais il reconnoît son erreur le moment d'après, au lieu qu'un phrénétique & un maniaque y persistent, & ne la reconnoissent jamais.

23. Plus l'objet qui cause notre erreur paroît intéresser notre vie ou notre bonheur, plus les passions qu'il fait naître sont violentes. Presque tous les maniaques se croient obsédés d'ennemis armés de glaives ou de poisons; & sans cette crainte, ils n'entreroient jamais en fureur. Les mélancoliques qui se

pendent ou qui ſe noient, s'imaginent être deſtinés à un ſort pire que la mort qu'ils ſe procurent, & ſont infiniment plus tourmentés de leur état préſent que de leur état futur. Les hydrophobes ſe figurent voir tous les hommes armés de verres & de bouteilles pour les forcer à boire, & comme ils craignent extrêmement l'eau, on ne doit pas être ſurpris s'ils hurlent après eux, & s'ils les accablent de menaces, de coups & de crachats.

24. Quoique la plûpart des maniaques ſoient affectés d'un vice primitif dans les organes ou dans le cerveau, il s'en trouve cependant qui ne doivent leurs maladies qu'à un vice que l'ame a contracté. On ſait que des enfans qui couroient la nuit tous ſeuls dans leurs maiſons ſans aucune crainte, n'ont pas plutôt entendu les contes que des ſervantes ou de vieilles femmes leur font des larves, des vampires & des revenans, qu'ils deviennent extrêmement peureux; ils ſont tourmentés de frayeurs nocturnes; ils ſe repréſentent mille objets fâcheux pendant leur ſommeil & dans l'obſcurité,

& tombent dans la mélancolie & dans plusieurs autres maladies fâcheuses.

25. *Felix Platerus* observe que les bouffons, qu'un vil intérêt conduit chez les Princes, pour les divertir & les faire rire, & qui feignent d'être fous, le deviennent à la fin effectivement. Ovide assure que plusieurs personnes qui feignoient d'aimer pour se divertir, sont devenues à la fin amoureuses jusqu'à la rage. Quantité de jeunes filles, qui abhorroient le plâtre, & qui en ont mangé pour complaire à leurs amies, deviennent sujettes au pica; & il y a peu de gens qui ne doivent la passion qu'ils ont pour le tabac à la même cause. Ajoutez à cela que les délires des fébricitans, de même que les rêves de ceux qui dorment ne roulent que sur les objets qui les ont occupés lorsqu'ils étoient éveillés, & qu'il dépendoit d'eux d'en bannir l'idée; au lieu que les fébricitans, non plus que ceux qui dorment ne le peuvent point, parce qu'ils ne sont point maîtres de leurs sens. On voit donc par là que le principe de ces maladies n'est pas troujours un vice corporel, comme

Boerhaave le donne à entendre, & que les Spinosistes le prétendent.

26. Quantité de personnes, pour ne pas dire toutes, ne tombent dans la folie que pour s'être trop occupées de l'objet pour lequel elles ont conçu de l'amour ou de l'aversion. Il ne faut pour les rendre folles que l'idée d'un *bien spirituel*, tel que le salut, les honneurs, les places éminentes auxquelles elles aspirent, ou qu'elles craignent de perdre; celle d'un *bien corporel*, tel que la santé, la beauté; celle des *biens de la fortune*, tel que les richesses auxquelles elles aspirent, ou dont elles craignent d'être privées.

27. Plusieurs personnes ne deviennent mélancoliques que parce qu'elles désesperent de leur salut, & cette mélancolie dégénere à la fin en folie; d'autres deviennent folles, parce qu'elles se figurent d'être poursuivies par les Juges, les Magistrats, les soldats, & qu'elles craignent pour leur vie ou leur réputation. Il y a des femmes qui le deviennent en vieillissant par le chagrin que leur cause la perte de leur beauté; des marchands qui perdent

l'esprit avec leur fortune ; des plaideurs, à qui la perte d'un procès fait tourner la tête ; des jeunes gens à qui la mort ou la perte d'une maîtresse fait tourner l'esprit ; en un mot tout ce qu'on nous dit des démoniaques, des vampires, des maléficiés, des magiciens & des magiciennes, a sa source dans quelque passion violente, comme on le verra lorsque nous en serons au dénombrement des especes.

28. L'observation nous apprend que lorsqu'on nous lit l'histoire d'un fait, dans laquelle on a omis de déterminer le temps, le lieu & les circonstances, nous les feignons à notre gré telles que nous voulons qu'elles se soient passées ; car telle est la loi des sensations que l'idée d'un objet excite en nous celle de toutes les circonstances qui ont coutume de l'accompagner.

29. Il est faux que les fibres médullaires du cerveau soient tendues, élastiques, vu que les nerfs étant coupés, ils ne se retirent point. C'est encore sans fondement que l'on compare le systême de ces fibres aux cordes d'un clavecin, dont il suffit de toucher une

corde, pour que celles qui ſont à l'uniſſon ou à l'octave réſonnent. En effet, rien ne nous perſuade que les fibres qui nous repréſentent la couleur, la figure & les autres qualités d'un ſujet, de même que celles de ſes habits, ſoient à l'uniſſon entr'elles & non point avec les autres; car ſi cela étoit, lorſqu'on entend nommer un homme, elles devroient toutes réſonner, tandis que les autres ſe taiſent. Il s'enſuit donc qu'on ne peut attribuer cette liaiſon d'idées acceſſoires aux lois mécaniques de la muſique, mais à la difficulté de concevoir une choſe abſtractivement, & à la facilité que l'on trouve à la concevoir en total, & par conſéquent à l'habitude qu'on a priſe.

30. Lors donc qu'à l'occaſion d'un engorgement ou d'une preſſion que ſouffrent certaines fibres médullaires du cerveau, il s'éleve dans l'ame des idées qui l'affectent, telles par exemple que celles de la crainte, l'ame y fait d'autant plus d'attention, que les autres l'intéreſſent moins, ou qu'elle croit avoir un plus grand ſujet de craindre, de maniere qu'elle joint à cette

idée simple toutes celles qui sont propres à la nourrir ou à l'augmenter. Par exemple, un homme qui se figure en dormant qu'on l'accuse d'un crime, associe aussitôt à cette idée celle des Satellites, des Juges, des bourreaux, du gibet. Ces idées le tourmentent, il sue, il a la fievre, & il ne revient de son erreur que lorsqu'il s'éveille, & qu'il compare les circonstances de tout ce qui s'est passé.

31. Il n'en est pas de même de celui, qui à cause d'un vice constant & permanent des fibres du cerveau, tel qu'un engorgement inflammatoire, une sécheresse, une rigidité fixe, n'est plus maître de bannir sa premiere crainte. Supposé même que le sang s'appaisse dans la rémission de la fievre, & qu'il revienne à lui, il tombe de nouveau dans le délire dès que la fievre reprend sa force. L'objet même de son délire ne se dissipe que lorsqu'une autre partie du cerveau, qui est plus engorgée ou plus échauffée, vient à être plus fortement affectée que la premiere.

32. Au reste, tant que l'objet du délire reste le même, ce qui arrive quel-

quefois durant tout le cours de la maladie, tout ce que le malade dit & fait est conforme à l'idée qu'il a conçue & en est une suite; & quoique l'ame s'efforce continuellement de changer son état, & qu'il nous soit impossible de nous occuper pendant deux minutes de la même idée simple, sans revenir à celles qui lui sont accessoires, il n'arrive cependant pas toujours que nous abandonnions le premier objet qui nous a occupés; de sorte que, quoique celui qui est dans le délire semble extravaguer & ajouter plusieurs choses à son texte, il arrive pourtant assez souvent qu'il raisonne & qu'il agit conséquemment pendant des jours entiers.

33. *Pitcairn* a donc raison de définir le délire *un songe d'un homme qui veille.* En effet dans le délire de même que dans nos songes nous ignorons les sensations qui nous affectent, nous n'appercevons point les choses présentes, & nous ne sommes occupés que des absentes, en un mot, nous n'avons que des sensations obscures. Nous ne sommes occupés que des phantômes qui se présentent à nous, sans que no-

tre jugement en ſouffre, & la preuve en eſt que ceux qui ſont dans le délire jugent ſainement des choſes ſelon l'idée imaginaire qu'ils s'en forment, & y conforment leurs déſirs.

34. Comme ceux qui ſont dans le délire n'apperçoivent les objets préſens que d'une maniere obſcure, ou ne les apperçoivent point du tout, leurs raiſonnemens ne ſont point déterminés par les objets extérieurs; je veux dire, que leurs déſirs, ni leurs paroles, ni leurs actions ne ſe rapportent point aux circonſtances, mais ſeulement à l'imagination, qui eſt déterminée par la diſpoſition intérieure du cerveau. *Boerhaave* a donc raiſon de dire que les idées qu'on a dans le délire, ne répondent point aux objets extérieurs, mais à la diſpoſition intérieure du cerveau, & que ce ſont ces idées qui cauſent le délire, parce que l'ame s'en occupe entiérement, & ne fait aucune attention à ce qui ſe paſſe.

35. Cependant, dans le paroxyſme de la manie, & lorſque le cerveau eſt extrêmement agité, il s'éleve tant d'idées différentes, qu'elles n'ont aucune

cune connexion entr'elles; & comme nous ne jugeons de la raiſon d'un homme que par la liaiſon qu'il y a entre ſes actions & ſes raiſonnemens, il n'eſt pas étonnant dans ce cas que le jugement d'un maniaque nous paroiſſe dépravé; & il y a de très-bons Auteurs qui ne mettent d'autre différence entre la manie & la mélancolie, ſinon que les mélancoliques raiſonnent conſéquemment à l'idée qu'ils ont conçue, au lieu que les maniaques ne tiennent aucun raiſonnement ſuivi; mais à dire vrai, il eſt extrêmement difficile d'aſſigner des limites entre ces deux maladies, vu qu'elles different à peine d'un degré dans certains individus.

PRATIQUE.

36. Comme les hallucinations, telles que le vertige, le tintouin, le ſtrabiſme, &c. ne reconnoiſſent aucun vice du cerveau pour leur principe, non plus que la plupart des déſirs & des averſions, telles que la boulimie, la cacoſitie, la polydipſie, &c. il faut pour les guérir corriger le vice de l'organe

déterminé ; par exemple, celui de l'estomac dans la boulimie, celui de l'oreille dans le tintouin, celui des yeux dans le ſtrabiſme ; & par conſéquent la méthode curative de ces maladies n'a rien de commun avec celle des autres, ſinon qu'il faut employer les remedes qui conviennent à chaque organe, & les varier ſelon la diverſité des principes qui les cauſent. Cependant, comme tout ce qui amortit les ſenſations eſt également propre à calmer les paſſions, il convient d'employer les narcotiques & les ſédatifs, vu qu'ils ſatisfont à l'indication générale.

37. A l'égard des maniaques, des mélancoliques & des autres, dont le cerveau paroît être affecté, il faut non-ſeulement employer les topiques, mais encore les remedes qui paroiſſent propres à corriger les vices du ſang & des ſolides, qui ſemblent occaſionner leur maladie, tels que les humectans, les laxatifs, les délayans ; de même que ceux qui émouſſent les ſenſations, tels que les narcotiques. Enfin, lorſque la maladie ſera calmée, & que le malade

ſera revenu à lui, il ſera bon d'employer auſſi les ſecours que la morale fournit; car la plupart de ces délires ne ſont cauſés & entretenus que par la crainte de la pauvreté, de l'infamie, de la mort, de la perte de ce qu'on poſſede. Lors donc que la raiſon a quelque empire ſur eux, & elle en a au commencement de la maladie, il eſt aiſé de détruire ces ſortes de préjugés par des raiſonnemens ſolides; & la Philoſophie fournit au Médecin aſſez de ſecours pour y réuſſir.

38. Il convient à un homme ſage, qui aſpire à être heureux, de ſe propoſer le bonheur pour fin, & d'employer les moyens néceſſaires pour l'obtenir. Les biens nous y conduiſent; & de là vient que nous les recherchons avec tant d'empreſſement, mais non pas avec la ſageſſe qu'il faudroit. Nous devons préférer ceux qui ſont les plus avantageux, qui ne dépendent point de la fortune, & qui peuvent ſeuls ſatisfaire les déſirs de l'ame. Tels ſont les biens de l'ame, qu'il faut préférer à ceux du corps; ceux de la fortune ne ſont rien auprès d'eux; & s'il

eſt doux d'en jouir, il y a encore plus de ſageſſe à ſavoir s'en paſſer. Les inſenſés courent après des biens paſſagers & périſſables, ils s'y attachent. Par exemple, on voit tous les jours des jeunes gens qui ne rougiſſent point de mentir, & qui ſont cependant ſi choqués d'un démenti qu'on leur donne, qu'ils vengent cet affront dans le ſang de leur adverſaire, ou, qui ne pouvant s'en venger, deviennent malades ou mélancoliques. Ils devroient faire attention qu'un pareil emportement leur fait plus de honte dans l'eſprit des perſonnes ſages, que la vengeance qu'ils tirent ne leur fait d'honneur. Qu'un homme eſt malheureux, lorſque ſon bonheur dépend du caprice d'autrui!

39. C'eſt ainſi qu'on peut rappeller à la raiſon ceux à qui de faux principes de Philoſophie morale l'ont fait perdre, pourvu qu'ils veuillent examiner avec nous quels ſont les vrais biens, quels ſont ceux qu'on doit préférer aux autres, & qui nous mettent en état de nous paſſer de ceux qui nous manquent. Le plaiſir eſt le plus grand de

tous les biens; mais pour être tel, il doit être conſtant, inébranlable, vrai, ſincere, & à l'abri de tout ce qui peut le détruire.

Nam quid velle poteſt homo, ni vult eſſe beatus?
Hoc unum variis quærunt in motibus omnes;
Vos per delicias & lenimenta dolorum,
In quibus ut vento fluviique fugacibus undis
Nil ſtabile eſt, ubi ſe veri ſpes conſcia fundet;
Quos bona nulla movent, niſi quæ infinita putentur,
In virtute Deum, atque Deum in mercede requirunt.

40. Outre les ſecours moraux, il y en a auſſi de phyſiques, qui deviennent ſouvent inutiles lorſque le mal eſt invétéré, à moins que le délire ne ſoit cauſé par une fievre paſſagere. Perſonne n'ignore que la manie, la mélancolie, & les autres maladies chroniques ſemblables, ſont extrêmement difficiles à guérir; & que l'affection hypocondriaque, quoiqu'accompagnée d'un moindre délire, paſſe pour l'opprobre de la Médecine. Comme ces

ſortes de maladies ſont pour l'ordinaire entretenues par la tenſion des fibres, la viſcoſité & la ſéchereſſe du ſang, on ne peut mieux faire que de recourir aux délayans, aux rafraîchiſſans, & ſur-tout aux bains.

41 Rien n'eſt meilleur pour guérir la mélancolie & l'affection hypocondriaque, que de voyager & d'aller à cheval. Comme il importe extrêmement de diſſiper les idées morbifiques qui chagrinent les malades, rien n'eſt plus propre à produire cet effet que de diſtraire l'ame des idées qui l'occupent ; or l'obſervation nous apprend qu'un homme qui voyage ou qui va à cheval, voit tous les jours de nouveaux objets qui le diſtraient, & qui font perdre à l'ame les premieres idées qui l'occupoient. A quoi l'on peut ajouter que l'air pur qu'on reſpire, & le mouvement modéré qu'on procure aux muſcles, atténuent la viſcoſité du ſang, facilitent la perſpiration, rétabliſſent l'appétit & la digeſtion, & procurent un ſommeil doux & paiſible.

CLASSE HUITIEME.

MALADIES QUI TROUBLENT LA RAISON.

FOLIES.

L'Ame se ressent des maladies du corps pendant tout le temps qu'elle lui est unie. Est-il affecté de la fievre? elle éprouve les alternatives du froid & du chaud, & un sentiment désagréable de foiblesse; & la même chose lui arrive dans les *maladies inflammatoires*, & elle participe aux douleurs qu'il éprouve. Sa faculté motrice s'altere dans les *spasmes* & les *essouflemens*, elle languit dans les *débilités*, elle perd le ſentiment dans les *coma* & les *dyſeſthéſies*, le ſentiment du tact augmente & devient plus vif dans les douleurs. Indépendamment des facultés de ſe mouvoir & de ſentir que ces maladies affectent; il y en a d'autres qui ſont principalement affectées dans les différentes eſpeces de folies, & l'imagination ou la faculté de ſe repréſenter les objets abſens, par l'entremiſe de laquelle l'ame conſerve & ſe rappelle les idées du bien & du mal, ſe reſſent elle-même quelquefois du vice des organes, & de là cette erreur de l'imagination, ou l'hallucination qu'on éprouve dans le *vertige* & le *tintouin*. La faculté ſupérieure qui compare les idées entr'elles, ou le jugement, eſt induit en erreur par un effet de cette hallucination, lors ſur-tout que le cerveau qui eſt le principal organe du raiſonnement, ſe trouve léſé; d'où s'enſuit le *délire*. Enfin, ſes déſirs ou ſes averſions pour les biens & les maux phyſiques, pour la conſervation du corps, & la propagation de l'eſpece, ſe reſſentent pareillement des vices des organes &

du cerveau; & de là résultent ces volontés & ces désirs dépravés, auxquels on donne vulgairement le nom de *bizarreries*.

Je comprends ici sous le nom classique de folie (*vesaniæ*), les maladies dont le principal symptome est une *hallucination*, un *délire* ou une *bizarrerie*. Nous appellons fous (*vesanos*) ceux qui sont actuellement privés de la raison, ou qui persistent dans quelque erreur notable, & c'est cette erreur constante de l'ame, qui se manifeste dans son imagination, dans ses jugemens & dans ses désirs, qui constitue le caractère de cette classe. Il est vrai qu'il ne tombe point directement sous les sens, mais les personnes dont la raison est saine, ont tant de facilité à le connoître, qu'il n'est pas jusqu'aux bergers qui ne le distinguent dans celles de leurs brebis qui sont atteintes de pareilles maladies, ou d'autres qui leur ressemblent.

La rectitude des actions de l'homme consiste dans la fin qu'il se propose, & elle est d'autant plus parfaite, que cette fin est bonne & louable. Lorsqu'un homme agit conformément aux lumieres de la saine raison, il suffit de faire attention à ses gestes, à ses mouvemens, à ses désirs, à ses discours & à ses raisonnemens, pour découvrir la liaison que ses actions ont entr'elles, & le but où elles tendent. Il n'est même pas besoin pour connoître l'hallucination ou le délire dont il est atteint, qu'il fasse de faux syllogismes; on s'apperçoit aisément de son erreur & de son hallucination par la discordance qu'il y a entre ses actions & la conduite que tiennent les autres hommes.

L'*entendement* a été donné à l'homme pour le mettre en état de distinguer le vrai du faux, & le bien & le mal réel de celui qui est faux & imaginaire. Tout homme qui veut faire un bon usage de ses facultés, ne doit point abuser de sa liberté, mais au contraire, tenir une conduite réglée, ménager sa santé, & s'appliquer constamment à la recherche du bon & du vrai. Ceux qui tiennent une conduite contraire, ne doivent s'en prendre qu'à eux s'ils perdent la santé de l'ame & du corps; si par un effet de leurs erreurs & de leurs préjugés, ils embrassent le mensonge pour la vérité; si séduits par leurs désirs & leurs aversions déréglées, & si faute d'écouter la voix de la raison, ils ne suivent que leur bizarrerie & leurs caprices, ou prennent pour de véritables biens des choses qui sont de vrais maux, & pour des maux, celles qui sont des biens effectifs.

Ce sont là les deux sources des hallucinations & des délires. Les personnes qui vivent dans la crapule, alterent si fort leurs organes, qu'elles deviennent sujettes au vertige, à la bévue, à l'assoupissement, à l'aliénation & au transport; d'où s'ensuivent la dépravation de l'entendement, l'oubli, la démence, la manie, lesquelles sont les effets des vices corporels qu'elles ont contractés par leur mauvaise conduite. Les personnes adonnées à la boisson, en viennent au point de sacrifier leur raison au plaisir physique passager que le vin leur procure, & ne trouvent point de plus grand bien que de passer les nuits dans la débauche. Cette erreur influe sur les autres facultés de l'ame, pervertit leur jugement & leur volonté, plonge leur corps & leur ame dans une infinité de maladies, dont la folie est ordinairement la suite.

C'est ce qui fait que les hommes qui se livrent sans réserve à leurs passions, que les Amériquains, par exemple, les gens sans étude, les femmes, les débauchés sont infiniment plus sujets que les Européens, que les gens de lettres, que les hommes, que les philosophes, à ces erreurs de l'ame & à ces dépravations de la volonté.

Il est bon cependant d'observer que ceux qui cultivent le plus leur raison, & qui s'étudient le plus à réfréner & à modérer leurs passions, sont infiniment plus sujets que les autres aux maladies de l'ame. Il en est de même de ceux qui se livrent trop à l'étude, qui entreprennent des travaux d'esprit au-dessus de leurs forces; car comme les musiciens & les libertins sont sujets à des maux de poitrine, & des parties génitales; de même ceux qui exercent trop leur imagination, leur jugement & les autres facultés supérieures, sont plus sujets que les autres aux maladies de l'ame.

Il faut cependant convenir que rien ne fortifie plus ces facultés que d'en uſer modérément & de les exercer avec retenue ; & il en eſt à cet égard comme de ceux qui ſe font une habitude modérée de la danſe & des inſtrumens ; ils danſent avec bien plus de facilité, & jouent des inſtrumens avec bien plus d'adreſſe, que ceux qui n'y ſont point exercés, & qui ne s'en ſont jamais fait une étude.

Deux ſortes d'état de l'ame & du corps peuvent contribuer à la folie ; ſavoir ſa trop grande ſenſibilité & ſa trop grande vivacité, ou la trop grande lenteur ou la trop grande inertie des idées, de l'imagination, du jugement & des appétits. Ces deux ſortes de vices dépendent ou de principes moraux, ou de principes phyſiques.

Comme le mauvais uſage de la liberté tient le premier rang entre les principes moraux, & qu'il faut abſolument la rectifier pour recouvrer la ſanté de l'ame & du corps, il n'eſt pas étonnant qu'il y ait des folies auſſi rebelles & auſſi opiniâtres, & qu'on ait tant de peine à les guérir ; & la raiſon en eſt que les malades agiſſent contre leurs propres intérêts, ou parce qu'ils ignorent leur maladie, ou parce qu'ils s'y plaiſent.

Il n'appartient point à un Médecin ſtupide & ignorant de vouloir guérir les maladies de l'ame ; il faut pour y réuſſir, une profonde connoiſſance de la pſychologie, de la morale & de la phyſiqe, & être en état de diſtinguer les cas où la maladie eſt cauſée par l'irritabilité ou la trop grande ſenſibilité du genre nerveux, & ceux où elle eſt cauſée par ſon engourdiſſement & ſon atonie.

Il convient en premier lieu de faire choix d'un Médecin en qui le malade ait confiance, & c'eſt ici qu'a lieu ce dicton commun, qu'il vaut mieux avoir pour Médecin un ami qu'un inconnu ; autrement, le malade ſe méfie de lui, s'emporte, ſe refuſe à ſes conſeils, & aux ſecours qu'il tente de lui procurer.

Les perſonnes inſenſées, de même que les hyſtériques & les hypocondriaques, ont ordinairement beaucoup de ſagacité & de pénétration d'eſprit ; elles ſavent très-bien diſtinguer ſi les discours qu'on leur tient sont sensés ou non, elles méprisent la plupart des fausses théories dont les Médecins du commun se repaissent, & elles s'en moquent; & en effet ne faut il pas être imbécille pour adopter l'opinion des Médecins qui attribuent toutes les maladies aux saburres de l'estomac, ou à l'épaississement & à l'acrimonie des humeurs?

Il faut être Philosophe pour pouvoir guérir les maladies de l'ame. Car, comme l'origine de ces maladies n'est autre chose qu'un désir violent pour une chose que le malade envisage comme un bien, il est du devoir du Médecin de lui prouver par des raisons solides que ce qu'il désire avec tant d'ardeur, est un bien apparent & un mal réel, afin de le faire revenir de son erreur.

Le Médecin doit avoir un caractere doux & liant, pour pouvoir s'accommoder aux différens esprits des malades qu'il traite, & gagner leur confiance; car il n'y a pas des gens plus revêches & plus difficiles à manier que les fous, ce qui n'est pas surprenant, vu que la maladie influe sur les personnes les plus fages, les aigrit, & les met de mauvaise humeur. Il doit sur-tout choisir un temps favorable pour les aider de ses conseils & de ses secours. A-t-il affaire à des malades difficiles, chagrins, & qui désesperent de leur guérison, il doit affecter avec eux un air gai & content. Le malade est-il triste & pensif, si vous ne tenez devant lui aucun propos qui puisse le faire rire, il vous saura mauvais gré de votre conduite, & vous regardera comme un importun. Voulez-vous dissiper sa crainte, son chagrin, & le tirer de son erreur, parlez-lui, comme dit *Kloeckhoff*, d'une maniere douce & amicale, proposez-lui vos raisons d'une façon claire, distincte & le plus briévement que vous pourrez, & ne lui proposez que des choses auxquelles sa raison ne puisse se refuser; car s'il s'apperçoit que vous lui en imposiez, c'en est fait de vos soins & de vos peines, & vous ne devez plus espérer de le guérir.

Il faut sur-tout beaucoup de patience, & ne point se rebuter, quand même les diverses tentatives qu'on a faites ne réussiroient point, & se résoudre à supporter la mauvaise humeur du malade, ſes caprices & ſes bizarreries, plutôt que d'abandonner une cure dont ſon ſalut dépend.

Le Médecin doit principalement s'attacher à découvrir le principe de ſon erreur. Le malade eſt ſouvent honteux de l'avouer, il a peine à convenir que ſa maladie vient d'une injure qu'il a ſoufferte, d'une perte qu'il a faite, d'une atteinte qu'on a portée à ſon honneur & à ſa réputation; cependant comment guérir un homme de ſa folie, ſi l'on ignore ce qui l'a cauſée! Une femme éperdument épriſe de ſon mari, & qui s'étoit flattée juſqu'alors d'être payée de retour, ayant appris qu'il lui étoit infidele, prit la funeſte réſolution de ſe tuer, & ne fit part de ſon deſſein à qui que ce fût. Elle en fut d'abord détournée par des motifs de religion, par l'horreur du ſuicide, par la tendreſſe qu'elle avoit pour ſa famille & pour ſes enfans; mais ſa premiere réſolution l'emporta ſur ces motifs, & elle ſe tua. Si le mari eût pu prévoir ce malheur, il devoit ne point s'éloigner d'un pas de ſa femme, la faire voyager, lui propoſer des parties de plaiſir capables de dissiper sa tristesse & sa jalousie. On fit appeller le Médecin qui lui prescrivit différens remedes ; mais, comme il ignoroit la cause de son mal, ils ne produisirent aucun effet, & la malade termina sa vie par une catastrophe funeste. *Nichols.*

On peut voir par-là quelle étoit l'erreur des anciens Médecins, qui attribuant les différentes especes de folie à la bile noire, s'efforçoient de l'évacuer à quelque prix que ce fût avec l'ellébore & les cathartiques les plus violens. On doit employer des remedes âcres ou anodins, selon que le principe de la maladie est une atonie ou un éréthisme ; mais je n'en connois point qui l'emportent sur les secours moraux. On peut voir les traitemens qui conviennent à ces sortes de maladies dans l'excellent ouvrage que *Corn. Kloeckhoff* vient de publier depuis peu, & qui a pour titre *de morbis animi ab infirmato tenore medullæ cerebri.* J'emploierai dans l'occasion les expressions de cet Auteur.

ORDRE PREMIER.

HALLUCINATIONS.

CE ſont des maladies dont le principal ſymptome eſt une imagination dépravée & erronée. Ceux-là ſe trompent & s'abuſent qui rêvent étant éveillés, je veux dire, dans qui les ſenſations paſſent pour des imaginations, & celles-ci pour des ſenſations, ainſi que nous l'apprend le ſavant *Delius.* Lorſque l'eſprit eſt en bon état, les idées agiſſent ſur nos ſens, je veux dire, que les objets ſe préſentent à nous tels qu'ils ſont effectivement, & font impreſſion ſur nos organes, & par le moyen de la réminiſcence, l'imagination eſt en état de nous repréſenter les idées univerſelles des attributs qui conviennent à ces objets, de maniere qu'en comparant le ſujet & l'attribut enſemble, nous nous aſſurons que tel attribut convient à tel ſujet, par exemple, que le ſucre eſt doux, l'abſinthe amere. Lors donc que nous tenons du ſucre dans la bouche, nous appercevons une douceur que nous ſavons être une ſenſation; lors au contraire que n'ayant point de ſucre dans la bouche, nous nous en formons une idée, ce n'eſt alors qu'une imagination, ou une perception imaginaire du ſucre que nous ſavons ne point avoir dans la bouche, tant à cauſe que nous n'appercevons point les mouvemens qu'il faut faire pour l'y mettre, qu'à cauſe que cette perception imaginaire eſt beaucoup plus foible que la ſenſation qu'il doit néceſſairement produire en nous. Juſques-là il n'y a aucune erreur ni dans le ſentiment, ni dans l'imagination: mais ſi, comme il arrive dans le ſommeil, les ſenſations deviennent extrêmement obſcures, de maniere que nous n'appercevions point les objets qui ſont préſens, & que l'ame n'étant point diſtraite par les objets extérieurs, s'occupe entiérement de perceptions imaginaires, elle appercevra les mouvemens que le flux & le reflux du fluide nerveux, le mouvement du ſang & des arteres excitent dans les organes, leſquels nous affectent trop foiblement lorsque nous veillons, pour que nous puissions les appercevoir, étant affoiblis par des impressions beaucoup plus fortes. Alors dis-je, l'ame aura des idées aussi fortes que si c'étoient des sensations, quoiqu'elles ne soient qu'imaginaires, & regardera comme présens des objets qui sont absens ; & c'est là proprement une erreur à laquelle on donne le nom d'*hallucination ;* car l'ame, ainsi qu'il arrive dans ceux qui rêvent, ne sentira point les impressions des objets externes qui sont présens, & rapportera les impressions de ce qui se passe en elle aux objets qu'elles ont coutume de représenter, quoiqu'ils soient absens. Par exemple, un enfant qui dort songera qu'il a du sucre dans la bouche, & qu'il le suce, si la salive, le sang, ou le fluide nerveux excitent dans les houpes nerveuses de sa langue un mouvement pareil à l'impression que le sucre fait sur elles ; & comme une idée ne sauroit se présenter à l'esprit, que l'imagination ne lui représente celles avec lesquelles elle est ordinairement associée, (*voyez* pag. 20. §. 28) l'idée ſeule de la douceur, de la viſcoſité, ou de la friabilité du ſucre, lui fera appercevoir toutes ſes autres qualités, comme ſa blancheur, la facilité qu'il a de ſe diſſoudre dans l'eau, ſa douceur; ce qui s'appelle appercevoir un objet en total, & non point ſéparément, ou l'appercevoir déterminé de toutes parts, de ſorte qu'il n'eſt pas étonnant que cette imagination paſſe pour une ſenſation.

L'ame n'eſt point ſujette à cette erreur lorſqu'elle eſt éveillée; car par le moyen du tact, de la vue, de l'ouie, de la mémoire, de la réflexion, elle diſtingue toutes les circonſtances qui l'aſſurent de la préſence ou de l'abſence de l'objet, ce qui la met en état de juger ſainement de la ſenſation & de l'imagination: car la vue corrige les erreurs du goût, ſi l'ouie ſe trompe, une autre faculté la rectifie; il n'en eſt pas de même lorſqu'on dort, & de là vient que ces ſortes d'erreurs ſont familieres à ceux qui ſont plongés dans le ſommeil. Ces ſortes d'erreurs ont pareillement lieu dans ceux qui veillent, & les impreſſions que les arteres, le ſang & les autres fluides font ſur l'organe ſont ſi vives, qu'elles ſont preſque égales aux ſenſations. Par exemple, c'eſt la pulſation violente des vaiſſeaux du cerveau, des oreilles & des yeux dans les fievres, qui cauſe ces tintemens, ces berlues étincelantes & autres ſemblales phantômes qui nous affectent ſi fort.

On eſt extrêmement ſujet à tomber dans l'erreur, lorſque l'eſprit eſt fortement occupé d'une idée qui abſorbe une grande partie de ſon attention; l'ame en devient moins propre à recevoir & à examiner les autres idées qui ſe préſentent à elles; & c'eſt ce qui fait que les perſonnes voluptueuſes & adonnées aux femmes, éprouvent en dormant, pour peu que la ſemence les chatouille, le même plaiſir dont cet acte eſt accompagné, & que cette même idée les affecte ſi fort étant éveillés, qu'ils négligent leurs affaires & leurs études les plus ſérieuſes, & ne ſoupirent qu'après les plaiſirs vénériens.

L'hallucination dépend donc de deux principes, ſavoir, 1°. du reflux ſpontané trop vif & trop fort du fluide nerveux, ſans que la préſence d'aucun objet externe y contribue, ou du mouvement qu'une cauſe intrinſeque excite dans les fibres des organes, dans les arteres & dans les fluides. C'eſt ainſi que l'agitation de la rétine eſt ſuivie d'une berlue étincelante, l'irritation du nerf auditif, de ſons imaginaires. On doit donc attibuer ces effets à la trop grande ſenſibilité des fibres nerveuſes, ou au mouvement trop rapide du fluide nerveux, plutôt qu'à l'agitation exceſſive du ſang, & à la trop grande activité des humeurs: 2°. du peu d'attention que l'on donne aux circonſtances qui peuvent diſſiper l'erreur, ce qui vient, ou de ce que les organes des ſens n'agiſſent plus, ainſi qu'il arrive dans le ſommeil, les aneſthéſies, les paralyſies de certains organes, ou de ce que l'ame occupée de quelque paſſion, ou de quelque déſir, ne peut ou ne veut réfléchir aux autres idées ni les examiner.

C'eſt ſur cette théorie qu'eſt fondée la pratique des hallucinations; car pour les guérir, il faut, 1°. corriger le vice de l'organe; & c'eſt ainſi qu'après qu'on qu'on a détruit la tache qui s'étoit formée sur la cornée, & l'obstruction de la rétine, les erreurs de la vision qu'elles occasionnoient se dissipent. En diminuant l'ardeur & l'impétuosité du sang, on appaise ces songes effrayans qui étoient causés par la pléthore, ou par la chaleur de ce fluide. Il y a d'autres secours moraux lesquels sont fondés sur le libre arbitre & sur l'usage des autres facultés. Par exemple, les Physiciens, pour éviter l'erreur dans leurs recherches, font usage de leur attention, de leurs connoissances, de leur méditation & des instrumens qu'ils jugent les plus propres à aiguiser la vue & l'ouie; ils se servent de mesures exactes, & évitent par ce moyen les erreurs dans lesquelles tombent les étourdis, les ignorans, les voluptueux, les personnes livrées à leurs passions, faute d'exercer leurs facultés.

Les hallucinations de la vue & de l'ouie sont les plus fréquentes de toutes, le tact n'en est pas exempt, témoin la douleur qu'on croit sentir dans les membres amputés. Et l'on sait que les fievres font naître des hallucinations de l'odorat & du goût. *Morgagni*, par exemple, *epist.* 14. 28, a observé dans une épileptique une perception imaginaire d'odeur fétide, toutes ces hallucinations ne sont pas par elles-mêmes des maladies, mais des symptomes accidentels d'autres maladies.

I. *VERTIGO;* en Grec, *Dinos*, *Scotodinos*, *Scotoma;* en François, *Vertige*, *Tournoiement de tête.*

C'est une hallucination qui fait que les objets qui sont en repos paroissent se mouvoir & tournoyer autour de nous.

La cause du vertige n'est autre qu'une impression dans la rétine, pareille à celle qu'y exciteroient les objets, si leur image se peignoit successivement dans différens points de cette membrane. On ne doit pas s'imaginer que dans tous les vertiges les objets de la vision se présentent à l'ame avec la couleur & les autres qualités qui leur sont attachées, car le vertige peut avoir lieu quoiqu'on ait les yeux fermés, & alors, quoiqu'on n'apperçoive point la couleur des objets que l'on touche, ils nous paroiſſent ſe mouvoir, quoiqu'ils ſoient actuellement en repos. Par exemple, un homme qui eſt attaqué d'un vertige étant couché, s'imagine que ſon lit vacille, tantôt à droite, tantôt à gauche, & craint à tout moment de tomber. Il y a donc un vertige du tact, comme il y en a un de la vue, & tous deux ont leur principe dans les mêmes organes, les nerfs de la viſion pouvant produire les ſenſations du tact, lorſqu'ils ne nous repreſentent point les objets de la premiere.

Le vertige a pour principe tout ce qui agit ſucceſſivement ſur les différens points de la rétine, comme le feroient les rayons émanés d'un objet qui tournoieroit ou qui changeroit de place : le vertige n'a pas lieu lorſqu'un objet ſe mouvant de droite à gauche, peint ſon image dans la rétine qui change continuellement de place, ou lorſque nous parcourons des yeux un objet qui eſt en repos, dont l'image ſe peint dans les différens points de l'œil, parce que nous avons une notion, du moins confuse, de notre œil, & que nous connoissons que l'objet se meut; mais si nous ignorons que notre œil se meuve, & que nous croyons qu'un objet, par exemple une muraille, est immobile, pour lors, dis-je, si appercevant le mouvement de l'objet, nous nous imaginons qu'il se meut effectivement, ce faux jugement est une simple hallucination, & non point un délire, parce que nous corrigeons sur le champ notre erreur par le moyen du jugement & des autres sens, ce qui n'empêche pas que dans le paroxysme cette hallucination ne nous fasse craindre la chute de la maison & celle de nous-mêmes, au point que nous sommes saisis d'un tremblement & d'une palpitation du cœur.

Dans le cas même où le globe de l'œil & le mur sont immobiles, l'objet paroîtra se mouvoir, 1°. si le cristallin, dont nous n'appercevons point le mouvement, panche vers la droite ou vers la gauche; ce qui arrive, lorsque les fibres de la couronne ciliaire, qui, dans le temps que l'œil est sain, font équilibre de part & d'autre, se contractent à l'occasion d'un spasme, comme dans le vertige hystérique & hypocondriaque; 2°. si les globules sanguins circulent plus vîte qu'à l'ordinaire dans les vaisseaux réticulaires de la rétine. Nous sommes si accoutumés à ce mouvement progressif du sang dans ces vaisseaux, que nous ne nous en appercevons pas plus que du battement des arteres du labyrinthe, & qu'un meunier du bruit que fait le traquet d'un moulin; mais lorsque le sang parcourt ces arteres d'un mouvement retrograde, alors cette action à laquelle nous ne sommes point habitués, excitera en nous une nouvelle sensation.

Ce mouvement retrograde du sang dans les arteres capillaires peut être occasionné par la plus légere altération morbifique, & il est connu de ceux qui s'attachent à observer la circulation du sang dans les pattes, le mésentere des grenouilles, dans la queue d'un poisson, &c. à l'aide du microscope. J'ai moi-même observé cent fois ce mouvement retrograde, & l'ai fait voir à d'autres; M. *Haller* l'a observé plusieurs fois depuis. Voyez *ses comment. sur la circulation du sang*, *sect.* 4. *expér.* 64. *à* 82. Lausanne 1756.

Le sang circulant avec une extrême facilité des troncs des arteres dans les dernieres ramifications, s'il vient à rencontrer le moindre obstacle dans celles-ci, il réflue pendant quelque temps dans les artérioles & de celles-ci dans les troncs, après quoi il se porte de nouveau dans les veines, d'où il retrograde dans les arteres. Cet obstacle peut venir ou de l'épaississement du sang, ou de la pléthore, ou du froid, ou d'une ligature, ou d'un spasme, qui intercepte la circulation dans les vaisseaux capillaires, & ce sont là tout autant de principes de vertige. Lors donc que le sang vient ainsi à retrograder en plein jour & dans le temps que nous avons les yeux ouverts, il affecte successivement les différens points de la rétine, de même que si nous regardions un objet qui changeât de place, & il en résulte un vertige de la vue, parce qu'on l'attribue aux objets visibles. Si au contraire ce mouvement retrograde arrive dans la rétine lorsque nous ſommes dans l'obſcurité, ou que nous avons les yeux fermés, pour lors nous ne voyons point à la vérité, mais nous ſentons, ou nous appercevons confuſément au tact que les objets changent de place. Par exemple, un aveugle qui eſt aſſis, s'imagine que ſa chaiſe ſe renverſe, parce que l'impreſſion que ſouffre la rétine, quoiqu'elle ne ſoit pas viſible, eſt la même que ſi la chaiſe ſe renverſoit effectivement, & que ſi ſans la voir, on s'en appercevoit au tact.

Ce qui fait que ce mouvement retrograde eſt plus ſenſible dans la rétine que dans les autres organes, c'eſt que la rétine eſt entiérement nerveuſe, & par conſéquent extrêmement ſenſible. Secondement, parce que n'ayant point des veinules, comme cela paroît par la théorie de la ſuffuſion réticulaire, elle n'eſt point accoutumée à ces ſortes de mouvemens retrogrades, au lieu que les autres parties nerveuſes, qui ont de petites veines contiguës aux artérioles, ne ſe ſentent point de ce mouvement retrograde du ſang dans leurs veines capillaires. L'expérience nous apprend que les impreſſions qu'un objet visible cause sur la rétine, continuent pendant quelques secondes, après qu'il est absent; témoin ce cercle de feu que nous voyons lorsqu'on agite en rond devant nos yeux un tison allumé. Si après avoir pirouetté quelque temps sur un pied, nous venons tout-à-coup à nous arrêter, nous serons saisis d'un vertige passager, parce que l'impression que les objets qui tournoyoient autour de nous ont faite sur la rétine, subsiste pendant quelque temps dans cette membrane.

Il arrive la même chose lorsque nous regardons attentivement d'un lieu élevé un torrent extrêmement rapide, ou que nous fixons la vue sur une roue qui se meut rapidement, ou sur tel autre objet, sur-tout lorsqu'il nous inspire de la crainte ou de la frayeur. Nous avons beau fermer les yeux, ou détourner nos regards ailleurs, il nous paroît que les objets continuent de se mouvoir, quoiqu'ils soient en repos. La raison en est, que la crainte resserrant les vaisseaux capillaires & les membranes de la rétine, y excite, de même que dans les autres organes, un mouvement retrograde, qui entretient cette hallucination.

C'eſt ce même mouvement retrograde qui cauſe le tintement & le ſifflement d'oreille, & il n'eſt pas étonnant que le vertige ſoit ſouvent accompagné d'un tintement d'oreille, vû que le même principe occaſionne cette rétrogradation du ſang dans les oreilles, de même que dans la rétine.

Ceux qui attribuent le vertige aux trop fortes oſcillations des artérioles de la rétine, paroiſſent ignorer que ces oſcillations, de même que le gonflement des artérioles ne peuvent cauſer tout au plus qu'une ſuffuſion réticulaire, ou une berlue pareille à celle que l'on excite par une expérience ſinguliere. *Voyez* le mot *berlue.*

L'erreur que cauſe le vertige, eſt proprement une hallucination & non point un délire. Celui-ci eſt une erreur conſtante, qui ne peut être corrigée par les autres facultés de l'ame, & qui dépend d'un vice du ſens commun, comme dans la manie & la mélancolie. L'hallucination eſt une erreur paſſagere, produite par le ſeul vice des organes externes, & que l'on corrige aiſément à l'aide du jugement & de la réflexion, & telle eſt celle d'un homme qui touchant un corps ſphérique avec l'index & le doigt du milieu croiſés l'un ſur l'autre, croit en toucher deux, ou qui ſe preſſant l'œil avec le doigt, s'imagine qu'il y a deux bougies allumées, là où il n'y en a qu'une.

Quoiqu'il y ait deux ſortes de vertiges, l'un du tact, & l'autre de la vue, il ſuffit que j'aye donné l'étiologie du dernier ; ce que j'en dirai, pourra aiſément s'appliquer à l'autre, en changeant ſimplement d'organes.

Le vertige de la vue eſt celui dans lequel les objets paroiſſent tourner, quoiqu'ils ſoient en repos, ou qu'ils ayent un mouvement contraire.

Les objets nous paroiſſent ſe mouvoir, ou parce qu'ils ſe meuvent effectivement, ou, parce qu'étant en repos, nos yeux, ou quelques-unes de leurs parties, ſe meuvent à notre inſu, pour examiner les différentes parties d'un objet.

Lorſque l'image qui ſe peint dans la rétine, eſt directement oppoſée à l'objet, les parties qui ſont à droite, ſe peignent dans le côté gauche de la rétine; celles qui ſont au haut, au bas, & réciproquement. Si donc nous éprouvons dans l'œil la même impreſſion ſucceſſive de droite à gauche, que l'objet qui ſe meut à une certaine diſtance de nos yeux a coutume d'y produire, il nous ſemblera que l'objet ſe meut effectivement de gauche à droite.

Si l'image de l'objet qui ſe meut dans la même direction que l'axe de l'œil, devient ſucceſſivement plus éclairé, plus diſtinct & plus grand; il paroîtra s'approcher de nous ou s'en éloigner, ſi ces conditions changent.

L'accès du vertige eſt paſſager, quoiqu'il revienne quelquefois par intervalle, & à différentes repriſes; il dure rarement plus d'une minute, & ſouvent il ceſſe au bout de quinze ou de vingt ſecondes.

Le pôle optique eſt cette partie de l'œil qui eſt directement vis-à-vis de la prunelle: il n'eſt pas fort éloigné de l'inſertion du nerf optique, qui eſt près de l'angle naſal. Au milieu du nerf optique eſt une artere appellée centrale, laquelle n'eſt accompagnée d'aucune veine, & dont les ramifications s'étendent en forme de rayons, depuis le centre de la rétine, dans tous les points de ſa circonférence; les petites veines paroiſſent prendre une autre route.

Lorſqu'on regarde de près une muraille blanche, le dos tourné au ſoleil, & que ſa lumiere donne deſſus, non point directement, mais par réflexion, on apperçoit deſſus une eſpece de réſeau obſcur, qui paroît à chaque battement des arteres, & qui ſe diſſipe incontinent.

Comme les petites veines ſont plus groſſes que les artérioles, ſi le réſeau ſubſiſte, lorſque les arteres ſont dans leur ſyſtole, il y a tout lieu de croire que la rétine ne contient aucune veine qui égale en groſſeur les arteres, dans le temps qu'elles ſont dilatées; & par conſéquent il n'y a point dans la rétine de réticule veineux, ou s'il y en a, il en eſt extrêmement éloigné.

De quelque côté que la lumiere entre dans l'œil, ſon image forme une ligne courbe, qui commence à la circonférence, & s'approche insensiblement du pôle optique.

Le cristallin est situé dans le pôle antérieur du corps vitré, & est attaché par son limbe à la membrane vitrée. Tout autour de ce limbe il y a quantité de fibres noires, disposées en forme de rayons, dont les unes sont alternativement plus courtes les unes que les autres. Elles forment la *couronne* qu'on appelle *ciliaire*; elles paroissent venir du ligament ciliaire, & aboutir au limbe du cristallin. Pour peu que ces fibres se contractent, elles peuvent aisément faire baisser le cristallin de ce côté, & l'élever de l'autre.

Si le verre objectif, qui est placé dans l'ouverture d'une chambre obscure, transmet l'image d'un objet immobile, & la peint sur le mur opposé; l'expérience nous apprend, que quoique l'objet reste immobile, si l'on baisse le verre objectif, l'image changera de place & se mouvra. De même si le cristallin vient à biaiser tant soit peu par le tiraillement de la couronne ciliaire, l'image des objets se mouvra, ou les objets paroîtront changer de place, quoiqu'ils soient immobiles.

Si le globe de l'œil vient à incliner de côté ou d'autre vers le nerf optique, & que l'ame n'ait aucune connoissance de ce mouvement, il est évident que les objets paroîtront se mouvoir ou tournoyer, quoiqu'ils restent immobiles. Que si l'ame a connoissance de ce mouvement, qui s'exécute par l'entremise des muscles droits ou obliques, il n'en résultera aucune hallucination.

Ces trois hypotheses paroissent suffire pour expliquer le phénomene du vertige dans ses différentes circonstances, avec cette différence que si le globe de l'œil vient à changer de place, comme ce mouvement s'exécute mille fois par jour avec le consentement de l'ame, & qu'elle en a connoissance, il est presque impossible que nous ne nous appercevions pas de cette connexion ; & c'est la connoissance que nous avons que ce mouvement dépend de l'empire de l'ame, qui fait qu'il n'y a point de vertige; d'où il suit que le vertige ne sauroit provenir de ce principe.

Le mouvement du cristallin ne dépend aucunement de la volonté de l'ame, il eſt involontaire, & nous ne ſaurions l'appercevoir en nous ni dans autrui. Au cas donc qu'il ait lieu, l'ame n'en ayant aucune connoiſſance, il pourra en réſulter une hallucination, qui eſt proprement un vertige.

Mais une preuve que tous les vertiges n'ont pas la même cauſe, eſt qu'elle ne ſauroit ſervir à expliquer le vertige du tact, vu qu'elle ſuppoſe qu'on y voit clair & qu'on ait les yeux ouverts; au lieu que celui du tact a lieu dans les ténebres & lorſqu'on a les yeux fermés.

Il faut donc recourir à la premiere théorie, qui paroît ſuffire pour expliquer ces deux eſpeces de vertiges, ce qui m'oblige à l'examiner plus au long.

Lorſqu'on examine avec un microſcope ſolaire la membrane qui unit les doigts d'une grenouille vivante, on y apperçoit de petits ruiſſeaux de ſang & de lymphe, dont les uns viennent du cœur & ſont artériels, & les autres y retournent & ſont veineux; mais on ne ſauroit découvrir les vaiſſeaux à cauſe de leur extrême petiteſſe. Lorſque l'animal s'agite, qu'on le pique, ou qu'on l'irrite de quelque maniere que ce puiſſe être, on voit que le mouvement du ſang devient retrograde de progreſſif qu'il étoit, de maniere que les globules ſanguins refluent des veines dans les arteres, & retournent pendant quelque temps, comme dans l'eſpace de trente ſecondes, dans le cœur par les arteres, après quoi ils reprennent leur premier cours, ou fluent & refluent alternativement dans l'intervalle que durent les oſcillations. J'ai montré il y a vingt ans ce phénomene à pluſieurs de mes éleves.

Ce phénomene, qui eſt fort fréquent dans les vaiſſeaux capillaires qui ont une forme cylindrique, eſt extrêmement rare dans les gros vaiſſeaux; car dans les groſſes arteres la force qui pouſſe le ſang du cœur vers les extrémités, eſt d'autant plus grande, que ces vaiſſeaux ſont plus gros & plus près du cœur, & il faut une force plus grande pour l'obliger à refluer; il n'en eſt pas de même des vaiſſeaux capillaires, le ſang qui ſuccede n'agit point ſur celui qui le devance, mais ils marchent tous deux lentement & d'un pas égal, & ces petits ruisseaux, semblables à une goutte d'eau que l'on introduit dans un tube horizontal, avancent avec la même facilité qu'ils reculent.

J'ai prouvé dans ma nouvelle théorie du pouls, que la pulsation des vaisseaux vient de ce que le sang qui sort du cœur se meut avec plus de vîtesse que celui qui précede, & agit par conséquent sur celui-ci, de même que sur les parois des vaisseaux qui le renferment, & que par une raison contraire, lorsqu'il n'y a point de pulsation, c'est une preuve que le sang qui succede n'agit point sur celui qui précede; or on n'a jamais pu découvrir avec le microscope aucune pulsation dans les dernieres artérioles.

Il suit de là que le réseau que les vaisseaux sensibles, dont on a parlé dans l'expérience rapportée ci-dessus, forment dans la rétine, ne se peint point dans les dernieres artérioles, vu qu'on apperçoit un battement dans le vaisseau qui le forme, à moins qu'on ne prétende que le sang circule autrement dans les grenouilles, les poiſſons, le méſentere des petits chiens, que dans les yeux des hommes, ce qu'aucun Phyſiologiſte n'admettra jamais.

Il y a donc tout lieu de croire que la même cauſe qui oblige le ſang à rétrograder dans les petites artérioles des animaux dont on a parlé, le fait également refluer dans les mêmes circonſtances, dans celles de la rétine de l'homme.

1. *Vertigo plethorica* Junckeri, *idiopathica* Pitcairn. *Vertige pléthorique idiopathique.* B. P.

C'eſt celui qui eſt cauſé par la trop grande abondance du ſang, ou par la pléthore. Il eſt aiſé de comprendre que plus le volume du ſang & ſon frottement augmentent, & plus il doit avoir de la peine à circuler dans les vaiſſeaux capillaires; mais plus la circulation eſt difficile, plus ſon mouvement progreſſif ſe ralentit, & moins ſon action eſt forte, de ſorte que la moindre cauſe ſuffit pour changer ſon cours & le faire refluer; par où l'on voit comment la pléthore peut occaſionner un vertige.

On connoît le vertige pléthorique

par les circonstances qui précedent & qui suivent, aussi bien que par le bon ou les mauvais effets que produisent les remedes qu'on emploie pour le dissiper.

Je mets au rang des causes du vertige la réplétion ou l'excès des alimens qui engendrent beaucoup de suc, une faim excessive, une digestion trop forte.

Les suites du vertige sont la plénitude du pouls, l'enflure, la rougeur du visage, la paresse, la lassitude, la suppression du flux menstruel & hémorroïdal, de la transpiration, le gonflement des veines cutanées.

On remarque que les personnes sujettes au vertige se trouvent beaucoup mieux le matin lorsqu'elles sont à jeun, après avoir fait de l'exercice, lorsque les ordinaires reprennent leur cours, lorsqu'il leur prend un saignement de nez, qu'elles transpirent, & après qu'elles ont pris un lavement; & qu'au contraire elles se sentent plus mal après leur repas, après avoir dormi, & lorsqu'elles menent une vie sédentaire.

Lorsque la pléthore est considérable, & le cerveau affoibli, le vertige, lorſqu'il eſt violent, peut être ſuivi d'une apoplexie, d'une épilepſie, ou de telle autre maladie fâcheuſe, & dans ce cas on ne doit point négliger les remedes, lorſqu'il n'eſt que paſſager, l'abſtinence ſuffit pour le faire ceſſer.

Cure. 1°. Il faut diminuer la pléthore; 2°. détourner le ſang du cerveau; 3°. fortifier les vaiſſeaux des yeux.

On diminue la pléthore, 1°. par un régime léger & fluide, car elle eſt ordinairement accompagnée de la viſcoſité du ſang; 2°. par des remedes qui rappellent les menſtrues & le flux hémorroïdal, par la ſaignée du bras, les lavemens, & même les cathartiques; mais la ſaignée ſatisfait à toutes ces indications, lorſqu'on l'emploie de bonne heure.

2°. On attire le ſang dans les parties inférieures en ſe tenant debout, en dormant la tête haute, en relâchant ſon collier, ſa ceinture, ſon corps de jupe, ſes habits; en prenant des lavemens, en ſe faiſant ſaigner du pied; par des pédiluves, des frictions, des cathartiques.

3°. On fortifie les vaiſſeaux des

yeux avec des remedes toniques, & des ſpécifiques céphaliques. Je mets de ce nombre les potions théiformes de fleur de ſauge, de muguet, de tilleul, la décoction de ſquine avec un peu de vin & d'eau ferrée, le caffé extrêmement léger; la fiente de paon ſeche, à la doſe d'un ſcrupule, dont *Pitcairn* fait grand cas, le ſuccin, à la doſe de dix grains ou ſa teinture, le ſel, &c. On vante ſur-tout beaucoup le quinquina, pris deux fois par jour à la doſe de trois gros, & l'uſage continué du ſirop martial ou de la limaille de fer, mais en petite doſe.

L'uſage interne des eaux minérales froides & chaudes ne vaut rien dans le vertige pléthorique. Les perſonnes qui y ſont ſujettes doivent éviter le ſoleil, les veilles, le trop grand jour, la trop grande contention d'eſprit, la trop grande lecture, & ſur-tout ne point tenir la tête baſſe ni panchée en arriere. La purgation eſt nuiſible dans le vertige pléthorique, & encore plus dans l'hyſtérique.

2. *Vertigo ſtomachica*, Aretée; *Sympathica*, Pitcairn; *ab ebrietate*, *ingluvie*, Riviere. Vertige ſtomachique.

Celui-ci est précédé d'indigestion, de nausée, de cardialgie, de crapule, de vomissement, de gloutonnerie, & on le croit occasionné par les saburres des premieres voies qui épaississent la masse du sang; mais on ne doit point regarder un vertige comme stomachique, à moins qu'il ne soit précédé d'efforts pour vomir; car toutes les affections de la tête, lorsqu'elles sont violentes, comme les fractures du crâne, la céphalalgie, sont souvent suivies du vomissement, lors même que l'estomac est en bon état. *Willis* prétend que cette espece est la plus fréquente de toutes, & qu'elle est la compagne assidue des maladies aigues qui commencent, par exemple, du synochus, & qu'elle est compliquée d'une céphalalgie gravative.

Cure. Elle exige que l'on commence, 1°. par la saignée, à moins que le malade n'ait froid, qu'il n'ait le pouls petit, le tempérament foible, pituiteux, que le sujet ne soit âgé, foible, &c. 2°. qu'après lui avoir donné un lavement, s'il a le ventre serré, on le fasse vomir avec le tartre ou le vin émétique délayé dans une grande quantité d'eau, que l'on partagera en plusieurs doses. Par exemple, si c'est un adulte, il suffira d'une once de vin émétique sur trois verres d'eau, qu'on lui fera prendre tous les quarts d'heure; 3°. on lui donnera le lendemain un purgatif, auquel l'on ajoutera quelques drachmes de tablettes de carthame dans une potion ordinaire; 4°. on lui fortifiera ensuite l'estomac avec le caffé, le cinnamone, l'écorce de *Winter*, le quinquina, le vin rouge, l'opiate de *Salomon*; 5°. dans le temps de l'accès on lui fera flairer de l'esprit de sel ammoniac, de l'eau de tutie, du vinaigre; & après qu'il aura cessé, on lui passera une plume dans la gorge, on lui fera boire de l'eau tiede pour le faire vomir; 6°. on joindra aux stomachiques les martiaux, le quinquina, les anti-épileptiques, parmi lesquels le meilleur, à ce qu'on prétend, est la racine de doronic pardelianches de *Linnæus*, à la dose d'un scrupule, une plus forte étant suspecte, à moins qu'on ne la porte sur soi dans un sachet, comme le pratiquent les danseurs de corde.

3. *Vertigo hysterica*, Ettmuller, *pag.* 36, ou *hypochondriaca*; Vertige vaporeux.

C'est cette espece de vertige que les Modernes attribuent à la sensibilité & à l'irritabilité des nerfs; les Anciens, aux vapeurs; les disciples de *Baglivi*, aux spasmes, & plusieurs à la sécheresse du sang & à la tension des nerfs.

Elle est familiere aux gens d'étude, aux personnes rêveuses & mélancoliques, à ceux qui ont l'esprit vif. Lorsque le vent est au midi, elle attaque principalement les femmes hystériques, hypocondriaques, épileptiques; la crainte, la frayeur, les soucis la font aisément naître; elle s'aigrit par le trop grand usage des évacuans, des irritans, elle s'appaise par celui des anodins & des hypnotiques, des laxatifs, des émolliens; elle cause beaucoup de frayeur & d'inquiétude.

Cure. Elle n'exige point un régime trop sévere, mais bien le sommeil & le repos. L'étude, la contention d'esprit, les soucis lui sont contraires, la diete ne vaut rien aux personnes bilieuses. Dans le cas où l'on ne connoît point assez

assez le principe de la maladie, il faut recourir aux spécifiques & aux remedes qui conviennent aux vapeurs, & s'informer secrétement du tempérament du malade. Par exemple, la poudre de cascarille, l'écorce de *Winter*, le castoreum, les gouttes minérales anodines, le quinquina, les martiaux, les fleurs de souci, la poudre tempérante de *Stahl*, conviennent aux femmes hystériques froides, pituiteuses, chargées de graisse; les potions & les poudres nitreuses, les juleps acidulés, le petit-lait, quelques gouttes de laudanum, à ce que dit *Pitcairn*, à celles qui sont seches, maigres, d'un tempérament chaud. Le même Auteur veut qu'on s'abstienne des émétiques, des purgatifs & des cathartiques. Il convient souvent de mépriser cette maladie; car les remedes ne font que l'aigrir. Les remedes extérieurs, tels que l'esprit de vin camphré, l'eau de la Reine d'Hongrie, celle des Carmes, l'esprit de corne de cerf appliqués sur la tête & sur les tempes ne sauroient nuire, & il convient que l'on boive un verre de vin après le repas.

Heister veut que le malade boive les

eaux acidules ferrugineuses; mais il me paroît que les bains & les bouillons légérement apéritifs sont plus sûrs.

4. *Vertigo fugax*, Sennert; *Vertigo accidentalis*; Vertige passager, accidentel.

C'est celui que nous nous attirons en tournant, ou en considérant avec attention d'un lieu élevé un corps qui se meut avec beaucoup de vîtesse, lors sur-tout qu'il nous inspire quelque crainte. Il cesse au bout de quelques secondes. Ne seroit-il point causé, indépendamment de la durée de l'impression que la rétine a soufferte, par le mouvement centrifuge, imprimé au sang de cette membrane du côté vers lequel nous tournons, & qui le fait refluer des artérioles dans leurs troncs? Ce qui me le persuaderoit, c'est le vertige dont sont affectés ceux qui tournent avec les yeux bandés. Mais d'où vient le vomissement qui succede à ce tournoiement? Ne seroit-ce point de l'irritation que causent dans le ventricule les alimens qui sont ainsi secoués? Ne seroit-ce pas là la cause de celui qu'éprouvent ceux qui sont sur mer pendant une tempête?

5. *Vertigo ab ictu*, J. Scultet, *Armamentar.* Vertige causé par un coup.

Ce vertige est occasionné par un coup à la tête, par la secousse que cause une chute, par un effet de la contraction que la douleur & le spasme causent dans la couronne ciliaire, & qui fait refluer le sang dans l'artere centrale du nerf optique.

On le guérit par la saignée, & au cas qu'il y ait une fracture, on doit employer les mêmes remedes que dans l'apoplexie traumatique.

6. *Vertigo à venenis*; Vertige causé par le poison. Par *l'ivraie* & *l'opium*, comme nous l'apprenons des Ephém. des curieux de la nat. *Voyez* la table du célebre *Bychner*. Par la *fumée du charbon de terre & de la chaux*, & les *vapeurs des mines*. Voyez Ramazzini, *de morbis inauratorum*, *calcariorum &c.* Par *le vin*; c'est le vertige des ivrognes. *Par la biere. Voyez* Sennert, *du vertige.* Par *le tabac. Voyez* les Ephémérid. des Curieux de la Nature.

Une femme, ayant pris un bouillon dans lequel avoit bouilli une feuille de jusquiame blanche, éprouva une eſpece de vertige, dans laquelle il lui ſembloit que ſa tête n'étoit pas attachée à ſon cou, & que ſon corps étoit ſuſpendu en l'air ; elle ne déliroit cependant pas, car ſa raiſon corrigeoit l'erreur de cette hallucination.

7. *Vertigo ovilla.* Boneti *ſepulchr. obſ.* 8. Morgagni, *index* 2. *de vertigine.*

Valſalva a obſervé une brebis, qui ſe rouloit par terre pluſieurs fois dans la journée, & qui ne pouvoit pas ſupporter qu'on lui touchât la tête. Il a découvert un follicule plein d'eau dans le ſinus du cerveau, dont une partie corrompue avoit carié l'os ethmoïde, d'où la ſéroſité découloit dans les narines ; *Morgagni* ayant ouvert les cadavres de dix perſonnes affectées de vertige, obſerva dans leurs têtes beaucoup de ſéroſité épanchée. Ces obſervations paroiſſent indiquer l'uſage des ſétons & de la poudre de guttete.

8. *Vertigo ſyphilitica*, Frambæſarii, *lib.* 11. *conſ.* 3. Ettmulleri, *cap.* 8. *p.* 365. vertige ſyphilitique.

II. SUFFUSIO ; *la Berlue.*

Ce que les Latins appellent *ſuffuſio* ; les Grecs *hypochyma* ; les François *la berlue*, eſt un genre de maladie imaginaire, dont le principal ſymptome eſt une hallucination relative aux objets, laquelle fait que ceux qui en ſont attaqués s'imaginent voir des mouches, des couleurs, des étincelles, quoique le prototype de ces images n'exiſte point au dehors.

La *berlue* differe du vertige, en ce qu'elle repréſente des ſubſtances ou des corps qui n'exiſtent point, & *le vertige*, la modification des corps, ſavoir, le mouvement ; de maniere que dans la berlue nous nous imaginons voir des corps qui n'exiſtent point, & dans le vertige nous croyons voir remuer des corps qui ſont en repos.

L'imagination eſt la faculté d'appercevoir les objets qui ſont abſents. C'eſt une erreur de l'imagination, de croire préſens des objets qui n'agiſſent point ſur nos ſens : Or c'eſt ce qui arrive dans la berlue, qui nous fait voir des étincelles, des toiles, des mouches, des éclairs qui n'exiſtent point.

L'erreur que l'on commet par rapport aux objets visibles, est vulgairement appellée *optique*, & elle doit son origine à un jugement précipité & téméraire, sans qu'il y ait aucun vice dans le cerveau, ni dans l'œil, & cette erreur est du ressort de la logique. Ces sortes d'erreurs sont en très-grand nombre. Par exemple, la plupart des hommes s'imaginent lorsqu'ils sont sur un vaisseau, que c'est la terre qui marche & qui s'éloigne d'eux; lorsqu'ils sont en voiture, que les champs s'éloignent, & tout le monde, à l'exception des Astronomes, est dans la même erreur par rapport au mouvement du soleil. Il y a des milliers d'erreurs approchantes de la berlue. Par exemple, un bâton à demi plongé dans l'eau nous paroît rompu; une tour ronde nous paroît plate de loin, nous ne croyons pas que le soleil soit plus grand que la lune, & ces deux astres nous paroissent avoir une surface plate. Le bas peuple s'imagine y voir tous les traits du visage humain. Comme ces erreurs ne dépendent d'aucun vice corporel, elles ne sont point non plus du ressort de la médecine.

A l'égard des erreurs optiques morbifiques, on les croit occasionnées par un vice du cerveau, ou par un vice des yeux. Celles qui proviennent du vice du cerveau & qui roulent sur les objets visibles sont, les berlues ou les vertiges accompagnés de symptomes notables, comme d'assoupissement, de convulsion, de délire, & on doit les rapporter à d'autres genres, savoir, à la phrénésie, à la manie, au transport, à la mélancolie. Lors au contraire que l'erreur optique, qui vient du vice des yeux, est le principal symptome, alors elle constitue un nouveau genre, comme le vertige, la berlue.

Plater appelle l'erreur qui vient du vice des organes externes, & non point de celui du cerveau *hallucination*, pour la distinguer du délire dont le principe est dans le cerveau même. Ajoutez à cela que l'on corrige aisément l'*hallucination* par le secours des autres sens, tels que le tact, louie; au lieu que le délire n'est pas si facile à corriger, parce que les fonctions de l'ame, qui sont nécessaires pour cet effet, sont interrompues par le vice même du cerveau, qui est le principal instrument de ces fonctions. De là vient que tous les Médecins conviennent unanimement que ceux qui ont un vertige & la berlue sont dans l'erreur sans être dans le délire, mais que les mélancoliques, les phrénétiques les maniaques y sont effectivement. Errer, c'est acquiescer à un faux jugement, & tel est celui d'un homme qui a la berlue, qui appercevant l'image d'une mouche, assûre hardiment qu'elle existe. Un jugement est faux, toutes les fois que l'attribut ne convient point au sujet. Lors donc que la perception est confuse, comme dans la berlue, la notion qu'on a ne renferme aucune idée distincte, & l'on se trompe en prenant une tache noire ou obscure pour une mouche. Un homme qui a la berlue revient aisément de cette erreur, lorsque portant la main où il apperçoit la mouche, & ne la trouvant point, il fait ce raisonnement en lui-même: *C'est une chose contradictoire que la mouche se trouve dans l'endroit où j'apperçois son image, & que je ne puisse point la toucher, l'un & l'autre est impossible; mais il peut très-*

bien se faire que l'ame rapporte l'image de la mouche qui est empreinte dans l'œil à l'endroit où je la vois, quoiqu'elle n'y soit point, & ce raisonnement suffit pour le faire revenir de son erreur.

Il est étonnant que n'appercevant les objets que par l'entremise de l'image qu'ils peignent dans la rétine, nous ne l'appercevions point, & que nous rapportions cette sensation aux objets que nous voyons. Cette coutume est tellement enracinée en nous, qu'il suffit que l'image d'un objet se peigne dans notre œil, pour que nous croyions qu'il y a hors de notre œil un objet qui répond à cette image, & lorsqu'il y manque quelque chose, l'imagination y supplée. Par exemple, voyons-nous une ombre noire & circulaire, nous concluons aussitôt que c'est une mouche, une guêpe, un frêlon, & notre imagination y ajoute les ailes, les pieds, la trompe & les autres parties que nous savons se trouver dans ces sortes d'insectes. Car telle est la loi de l'imagination, que toutes les fois qu'une idée simple se présente à l'esprit, elle est toujours accompagnée d'autres idées accessoires, telles que celle du lieu, du temps; en un mot, l'imagination n'embrasse point les objets universels, mais seulement les individus, ou ceux qui sont entiérement déterminés.

L'objet que notre imagination nous représente comme présent, est appellé phantome (*phantasma*) du mot *phantasia*, qui signifie imagination. Les phantomes varient selon les différentes especes de berlues. Je ne rapporterai que les principales.

1. *Suffusio myodes. Scotoma* Heurnii, *de vertigine*. L.

Les Botanistes donnent l'épithete de *myodes*, c'est-à-dire semblables aux mouches, aux différentes especes de satyrion sur les feuilles desquelles on voit voltiger des mouches, des guêpes, des frêlons, & autres semblables insectes. L'espece de berlue dont il est question ici nous fait voir de pareils insectes dans l'air; mais lorsqu'on regarde fixement un papier, on s'apperçoit aussitôt que cette mouche est fixe, & ne remue qu'autant que nous remuons l'œil. Nous apprenons du calcul de la dioptrique, que la plus grande distance où l'on croit voir ce phantôme, ne va pas au-delà de dix à douze pouces; or tous les opticiens ſavent qu'on ne voit point un objet dans l'endroit où il eſt, mais ſeulement dans le foyer virtuel, d'où les rayons viennent dans l'œil, ou d'où ils ſont cenſés venir.

Les perſonnes qui ont la meilleure vue, dont les yeux ſont les plus tranſparens & les mieux figurés, ſont ſujettes à cette maladie; les presbytes & les myopes n'en ſont pas non plus exempts. Les anciens Médecins ont cru fauſſement appercevoir dans les yeux des perſonnes qui ont la berlue quelque choſe d'opaque, ou une eſpece de rudiment de cataracte, qu'ils ont regardé comme le principe de ce phantôme; cette erreur étoit fondée ſur une fauſſe théorie, & de là vient qu'aujourd'hui encore quantité de Médecins regardent la berlue comme un ſymptome, un accident, ou un avant-coureur de la cataracte, quoique l'expérience prouve ſouvent le contraire.

» Je me trouvai une fois préſent, » dit le Pere De Chales, *Opticæ lib.* 1. » *cap. de ſuffuſione, pag.* 402. à la

» consultation de plusieurs Médecins
» assez habiles, au sujet de la maladie
» d'un de nos Peres : comme ils ne
» raisonnoient que d'après leurs prin-
» cipes, & qu'ils ne savoient pas un
» mot d'optique, on ne sauroit croire
» la quantité de sottises qu'ils débite-
» rent sur un sujet d'ailleurs très-facile.
» Le malade se plaignoit de ce qu'il
» voyoit continuellement devant ses
» yeux une tache noire, ou une espece
» de mouche qui voltigeoit & se po-
» soit par-tout. Il n'avoit d'ailleurs au-
» cune autre incommodité. Après avoir
» long-temps discouru entr'eux sur la
» cause de cette maladie, le résultat
» fut, que cette tache étoit causée par
» une cataracte qui commençoit à
» se former sur la prunelle. Un d'en-
» tr'eux, qui passoit pour le plus
» éclairé, ayant examiné l'œil au grand
» jour, prétendit appercevoir cette
» tache dans le milieu de la prunelle.
» Je riois en moi-même de leurs sots
» raisonnemens, & n'étois pas fâché
» de les voir donner dans l'erreur,
» d'autant plus qu'elle ne pouvoit
» avoir aucune suite pour le malade ».

L'hypothese de ces Médecins, & c'est encore celle de plusieurs de nos confreres, étoit qu'il se forme une concrétion opaque dans l'humeur aqueuse, (les Modernes prétendent que c'est dans le cristallin,) mais qui est plus petite que la prunelle, vu que si elle étoit plus grande, elle lui ôteroit la vue de tous les objets. Si cette molécule opaque existoit, les Médecins l'appercevroient d'autant plus aisément, que les yeux de ceux qui ont la berlue sont extrêmement nets & transparens. Secondement, en supposant qu'il se formât une concrétion entre le cristallin & la cornée, elle ne représenteroit point une ombre opaque & renfermée dans des limites déterminées; car comme il n'y a aucune partie de la cornée & de la prunelle qui ne reçoive des rayons de tous les objets qui les environnent, elle ne sauroit les empêcher de les voir, ni leur cacher aucune de leurs parties, ni par conséquent avoir la figure d'une tache opaque. Elle empêcheroit seulement qu'on ne vît les objets aussi clairement & aussi distinctement qu'ils doivent l'être, parce qu'elle intercepteroit une partie des rayons.

L'erreur de ces ſortes de Médecins eſt infiniment plus grande que celle du peuple, qui s'imagine qu'on n'eſt atteint de cette maladie, *que pour s'être trouvé à la mort d'un chat*; vu qu'il leur eſt plus facile de découvrir leur erreur, qu'il ne l'eſt de faire revenir un peuple ignorant de la ſienne. Mais comme la voie de la démonſtration eſt inutile lorſqu'on a affaire avec des gens qui ne ſentent point la force du ſyllogiſme démonſtratif, & qui mépriſent également la Logique & les Mathématiques, il faut les renvoyer aux expériences. Qu'ils barbouillent avec de l'encre le verre objectif d'un œil artificiel ou d'un téleſcope, ou qu'ils le couvrent de quelques petits corps opaques : qu'ils regardent enſuite le firmament à travers, ils ſeront ſurpris de le voir auſſi diſtinctement qu'auparavant, & de n'y appercevoir ni ombres ni taches.

Voici une autre expérience encore plus facile : Qu'ils approchent la tête d'une épingle de la cornée, plus elle ſera près de l'œil, & mieux ce ſera; elle ne leur cachera la vue d'aucun objet, ils ne verront rien d'ombragé ni d'opaque devant leur œil.

S'ils éloignent la tête de l'épingle de quelques lignes, elle leur paroîtra transparente & sous la forme d'un nuage, & d'une grosseur considérable.

Si l'on éloigne la tête de l'épingle au-delà d'un pouce, on la verra par le moyen des rayons réfléchis & colorés qu'elle envoie, au lieu qu'auparavant on n'appercevoit que son ombre; mais la vision sera confuse jusqu'à ce qu'elle soit éloignée d'environ quatre pouces de la cornée; parce que dans une moindre distance, les rayons qui se rendent dans l'œil, & qui souffrent trois réfractions, ne peuvent se réunir dans la rétine, mais divergent ou deviennent paralleles; au lieu qu'il faut pour rendre la vision distincte, qu'ils convergent derriere le cristallin, & se réunissent dans la rétine.

Si l'on calcule l'effet que doit produire une concrétion opaque dans la substance même de la rétine, un leucome, par exemple, & que l'on examine si l'œil peut la voir, ou distinguer son ombre, on trouvera que les rayons qui ſe rendent dans la rétine, divergent dès l'inſtant qu'ils ſont arrivés à la ſurface poſtérieure & convexe du criſtallin, & que par conſéquent l'image, ni l'ombre de cette concrétion ne peut ſe peindre dans la rétine, vu que le dernier foyer eſt dans le centre même du criſtallin, ou à huit lignes de ſa ſurface poſtérieure.

Il faut donc que le corps qui intercepte les rayons ſe trouve placé derriere le centre du criſtallin ; & plus il ſera près de la rétine, comme dans le corps vitré & dans la rétine même, plus cette mouche imaginaire ſera fortement exprimée, parce qu'alors les rayons qui tombent ſur la cornée de tous les points de l'émiſphere, frappent tous les points de la cornée & de la prunelle ; mais comme les cônes lumineux qu'ils forment ſont renverſés, chaque cône qui part d'un point donné de l'émiſphere, s'éloigne inſenſiblement de plus en plus des autres ; de maniere qu'étant arrivé à la rétine, ſa pointe eſt entiérement diſtincte de tous les autres cônes. Si donc il ſe trouve quelque point caché dans la rétine, par exemple, une goutte de ſang, qui intercepte les rayons de lumiere qui viennent de dehors, ce point de la rétine ne pourra point recevoir le cône de lumiere qui a ſon ſommet dans cet endroit, & ſa baſe dans la ſuperficie de la cornée, ni par conſéquent la partie de l'objet, dont les rayons forment un ſecond cône renverſé, eu égard au premier.

Suppoſons une goutte de ſang épanchée dans le tiſſu de la rétine, cette goutte étant opaque, interceptera les rayons qui viennent de dehors d'un endroit déterminé; cet endroit paroîtra noirâtre & obſcur, & le diametre de ſon ombre ſera 8, 7 fois plus grand: or la Dioptrique nous apprend que la plus grande diſtance où cette image ſe trouve de l'œil, eſt de 120 lignes, ou de 10 pouces.

Comme la grandeur apparente d'un objet augmente à proportion que ſon image eſt plus éloignée de l'œil; il s'enſuit que cette mouche paroîtra d'autant plus petite à un homme qui a la berlue, qu'elle ſera plus près de l'œil; de ſorte que s'il lit un livre, plus il l'approchera, plus la mouche qu'il croit voir dessus lui paroîtra petite, au lieu que les objets situés hors de l'œil paroissent d'autant plus grands, qu'on les approche plus près de cet organe.

Au reste, on ne verra cette mouche ni dans l'obscurité, ni dans un jour médiocre; comme donc on ne la voit que parce que les lieux voisins de la rétine qui limitent son ombre sont éclairés, si l'ombre de cette goutte de sang n'est pas limitée, ou si tous les lieux voisins se trouvent également dans l'obscurité, on ne verra aucune mouche; d'où il suit que les malades doivent principalement la voir, lorsqu'ils regardent le ciel, ou des objets extrêmement éclairés.

Comme lorsque l'ecchymose est légere, le sang épanché se résout au bout de quelques jours par la chaleur, & est repompé par les vaisseaux voisins, & qu'à mesure que les globules s'atténuent, ils changent de couleur, deviennent livides, jaunes de noirs qu'ils étoient auparavant, & que par conséquent l'opacité diminue de jour à autre, il arrive que ces mouches deviennent ſouvent moins opaques de jour en jour, s'éclairciſſent dans le milieu & diſparoiſſent enfin.

Si la concrétion eſt plus grande comme dans le cas de *Boerhaave*, à qui l'ombre parut tout à coup de la groſſeur du poing, elle ne pourra point entiérement ſe réſoudre, l'ombre diminuera à la vérité, mais le noyau ſubſiſtera, parce qu'il s'eſt endurci.

L'ame s'accoutumera ſi fort à cette eſpece de viſion, qu'elle n'en ſera preſque plus affectée au bout de quelques années, à moins que le principe ne ſe renouvelle ſi bien que quand même le principe du mal ſubſiſteroit, la mouche diſparoîtra entiérement, comme il eſt aiſé de s'en convaincre par l'expérience ſuivante.

Tous les Anatomiſtes ſavent que le nerf optique s'inſere dans le globe de l'œil du côté de l'angle interne, & non point dans le pôle optique; on ſait auſſi que la moelle du nerf ſe reſſerre dans cet endroit au point que ſon diametre n'a que la largeur d'une demi-ligne, & forme un petit eſpace rond qu'on appelle l'ouverture de la choroïde, & c'est dans cet endroit que se fait la vision, suivant ceux qui, comme *Mariote*, *Le Cat*, *Bernouilli*, regardent la choroïde comme l'organe immédiat de la vue. On sait de plus que l'artere appellée centrale placée dans l'axe du nerf optique pénetre dans l'œil, & distribue une infinité de petits rameaux derriere la rétine : comme le tronc de cette artere centrale n'est point l'organe de la vue, les rayons qui tombent dessus ne doivent représenter aucun objet, & l'effet sera par conséquent le même que celui que *Mariote* attribue à l'ouverture de la choroïde. Le voici.

Que l'on applique sur une muraille blanche à la hauteur de l'œil un morceau de papier noir de la largeur d'un pouce ; & à la même hauteur, mais à dix-huit pouces de distance, un autre morceau de papier bleu de dix pouces de diametre. Cela fait, que l'on ferme l'œil gauche, si le papier bleu est à droite, & que l'on s'éloigne de trois pieds du papier noir, en le regardant fixement de l'œil droit. Alors l'œil, qui en s'éloignant, voyoit les deux morceaux de papier, ne verra plus le bleu, & n'appercevra plus que la muraille blanche. M. *Gauteron*, & après lui, Mrs. *Bernoulli* & *Le Cat*, ont réitéré la même expérience de plusieurs manieres, mais qui reviennent toutes au même.

Lorsque l'œil est éloigné autant qu'il le faut, pour que le cône de lumiere qui part du papier bleu & qui se renverse dans l'œil, tombe sur le trou de la choroïde, ou sur l'artere centrale du nerf optique, le papier bleu disparoît; mais on n'apperçoit aucune ombre à sa place, ni sur la muraille, quoique l'autre œil soit ouvert & fixe, parce que nous sommes accoutumés à cette ombre dès notre naissance, & qu'elle ne fait aucune impression sur nous. Par exemple, l'habitude est cause que nous n'appercevons point les pulsations des arteres qui sont dans les oreilles, à moins qu'elles n'augmentent à un point considérable, que nous ne sentons point le poids de notre corps, si ce n'est lorsque nous sommes affoiblis, & à la place de cette ombre, nous voyons une muraille blanche, & en voici la raison.

Que l'on place à côté l'un de l'autre deux corps, l'un blanc & l'autre noir; si on les regarde d'un seul œil d'une distance considérable, le blanc paroîtra plus gros, & au cas qu'un corps opaque s'approche du noir, le blanc paroîtra s'éloigner. *Voyez* l'Optique du P. De Chales. *pag.* 37. *l.* 1.

Celui qui a la berlue, n'a qu'à se servir d'une *lunette à cataracte*, d'une *loupe*, ou d'une *biloupe*, la mouche disparoîtra, parce que les rayons devenant plus forts par leur réunion, agiront sur la rétine à travers la goutte de sang, & il n'appercevra aucune ombre.

La méthode curative que les Anciens ont employée, est inutile & même nuisible. Ils employoient divers collyres innnocens, tels que le sang de pigeon, le vin chaud, la vapeur de l'eau-de-vie; ou âcres, comme l'infusion de fenouil, de rhue, le suc d'éclaire, d'euphraise, le fiel de divers animaux, pour résoudre la concrétion qu'ils supposoient par une fausse théorie se former dans la cornée ou dans l'humeur aqueuse. Dans le premier cas, la curation étoit inutile, dans le second nuisible ; & les remedes ne pouvoient point détruire le principe du mal.

Lorſque le ſang s'épanche dans la rétine, cela vient pour l'ordinaire de ce qu'elle a été offenſée par la trop grande ardeur du ſoleil, comme dans le cas de *Boerhaave*, ou de ce que la fievre oblige le ſang à ſe porter avec impétuoſité dans les vaiſſeaux capillaires, ainſi qu'il arrive aux phrénétiques, lorſque la nature ne peut leur procurer un ſaignement de nez, ou de la pléthore, laquelle eſt occaſionnée par la ſuppreſſion des menſtrues & du flux hémorroïdal, ſur-tout ſi la rétine ſe trouve affoiblie ou comme enflammée par l'étude, l'uſage trop aſſidu du microſcope ou des teleſcopes, comme il arrive aux Aſtronomes qui obſervent les éclipſes ſans ſe ſervir de verres noircis ou colorés. Dans ces cas 1°. il faut ſaigner juſqu'à deux fois le malade du bras, du pied ou de la jugulaire ; 2°. ſi le mal eſt occaſionné par l'ardeur du ſoleil, on baſſinera l'œil matin & ſoir à pluſieurs repriſes avec de l'eau froide (*Boerhaave* s'eſt très-bien trouvé de ce remede) ; l'on fera prendre pluſieurs bains au malade, ſi le mal eſt cauſé par une lecture trop aſſidue, pour diminuer la ſenſibilité de la rétine qui eſt ordinairement très-grande; 3°. ſi la pléthore s'y joint, il uſera d'un régime léger, & de remedes propres à rappeller les menſtrues & le flux hémorroïdal. Les phrénétiques ſont délivrés de ces phantomes par un ſaignement de nez.

2. *Suffuſio reticularis*; Berlue réticulaire. L.

Dans cette eſpece, les malades s'imaginent voir devant leurs yeux des ombres minces & rameuſes entrelacées en forme de filets, qu'ils comparent aux toiles d'araignées, à de la laine cardée & à autres pareils objets.

On ne peut mieux s'inſtruire de ſa théorie que par l'expérience ſuivante, que chacun eſt à portée de faire. Si l'on s'aſſied dans un cabinet étroit, éclairé par une grande lumiere réfléchie, & non point directement par celle du ſoleil vis-à-vis d'une muraille blanche bien éclairée, à la diſtance d'environ un pied, ſi l'on jette la vue deſſus, en retenant de temps en temps ſon haleine, on appercevra, ſi je ne me trompe, ſur la la muraille oppoſée à la fenêtre, une eſpece d'ombre en forme de rets, laquelle paroît & diſparoît par intervalles ; je veux dire, qu'il s'obſcurcit dans le temps que les arteres battent, & reparoît après que leur battement a ceſſé. Il s'appercevra de plus que les fils de ce rets ont environ deux lignes de diametre, & que leurs extrémités ſont moins obſcures que l'axe.

Il eſt aiſé de conclure de cette expérience, pour peu qu'on y faſſe attention, que les filamens de ce rets ſont dans la rétine, que les arteres ſont plus viſibles que les veines, quoique celles-ci ſoient beaucoup plus groſſes, & que par conſéquent il y a tout lieu de croire qu'il n'y a point de petites veines dans la rétine, vu qu'il n'y a point de filament qui n'ait un battement. Il s'enſuit encore que le rets s'obſcurcit dans le temps que les arteres battent, & reparoît après que leur battement a ceſſé, quoiqu'elles ſoient encore pleines de ſang, pourvu qu'elles ne ſoient point gonflées ; enfin qu'on ne les apperçoit point lorſqu'elles ne battent point, je veux dire, que l'ombre qu'elles forment ſur la rétine eſt inſenſible.

Il eſt aiſé d'après cette expérience & d'après la théorie de la ſuffuſion myode, de découvrir la cauſe de cette apparence. Les arteres de la tête s'enflent lorſque nous retenons notre haleine, & les artérioles de la rétine, qui ſont entretiſſues de fibrilles nerveuſes, interceptent la lumiere qui devroit tomber deſſus, & c'eſt ce qui produit ce rets ombragé. Ce ſont elles qui forment ce filet ſur la rétine, & qui plus eſt dans celles des brebis; elles forment des anneaux concentriques avec la couronne ciliaire. Leur image eſt ſeptante-ſept fois plus grande que l'objet; & puiſque les filamens de l'image ont environ deux lignes de diametre, il s'enſuit que celui des artérioles doit être d'environ un neuvieme de ligne.

Cette expérience m'a réuſſi, parce que j'ai la rétine extrêmement ſenſible, & elle eſt généralement telle dans ceux qui ſont ſujets à cette eſpece de berlue de même qu'à la myode; & ce qui fait qu'on voit ces apparences dans ces circonſtances, eſt que la muraille étant très-éclairée, & agiſſant plus fortement ſur la rétine, elle apperçoit plus aiſément la différence qu'il y a entre les endroits éclairés & ceux qui ne le ſont point, de ſorte qu'il n'eſt pas étonnant que ceux qui ont la vue bonne & qui ne ſe trouvent point dans ces circonſtances, ne ſoient point affectés de cette berlue. De là vient encore que ceux qui l'ont, ne voient ces filamens qu'en plein midi, ou lorſqu'ils regardent le ciel ou des objets blancs.

Ceux-là ſe trompent étrangement, qui ſuppoſent ces filamens dans le criſtallin, ou dans la cornée & l'humeur aqueuſe, & qui avancent dans l'hiſtoire qu'ils donnent de cette maladie, que ces filamens changent de place, lors même que l'œil eſt immobile, ainſi que *La Hire* l'a prétendu lui-même, vu que la même choſe arrive dans l'autre variété, qui a ſon ſiege ailleurs, je veux dire, dans la berlue étincelante ou rayonnante.

La berlue réticulaire eſt paſſagere ou permanente : la premiere provient de l'engorgement des artérioles de la rétine ; la ſeconde d'une erreur de lieu, ou de ce que le ſang ſe porte dans les vaiſſeaux lymphatiques ou ſéreux de la rétine. On ne doit pas croire au reste, qu'un engorgement purement lymphatique suffise pour produire ce phénomene, vu que les artérioles ne peignent aucune ombre dans leur systole dans ceux qui ont les yeux sains.

La méthode curative paroît être la même que celle de la berlue myode ; je veux dire, qu'elle consiste à détourner le sang des parties supérieures, & à diminuer l'extrême sensibilité de la rétine. Les remedes propres pour cet effet sont la saignée, une nourriture douce & humectante, les lavemens, les bains réitérés, l'abstinence de l'étude, de l'usage des microscopes, la fuite du trop grand jour & l'attention à ne point considérer trop fréquemment des petits objets. C'est à quoi doivent surtout prendre garde les metteurs en œuvre, les Brodeurs, les Graveurs, les Vitriers, les Ecrivains, les Copistes, les Gens d'étude. Comme leur état les rend plus sujets que les autres à cette maladie, il leur convient de se servir de *conserves*, ou même de verres plans colorés de vert, de bleu ou de jaune, pour affoiblir le trop grand éclat de la lumiere, de ne recevoir le jour que de côté lorſqu'ils liſent ou qu'ils écrivent, ou de le modérer par les moyens qu'on emploie ordinairement, pour diminuer la ſenſibilité de la rétine.

3. *Suffuſio ſcintillans*, appellée *marmaryge* par Hippocrate, & par quelques-uns *marmaryges*; en Latin *ſplendores & fulgura*; en François, *berlue étincelante* ou *rayonnante*. L.

Il y a trois variétés de cette eſpece & même plus; mais les unes ſont paſſageres, & ne ſont que la ſuite d'autres genres, de ſorte qu'elles ne conſtituent point une eſpece de berlue à part; mais il y en a une de conſtante, & qui eſt proprement ce qu'on appelle berlue étincelante.

Entre les paſſageres eſt la berlue rayonnante (*ſuffuſio radians*), laquelle differe des autres par ſon ſiege, ſes ſymptomes & ſa cure. Dans celle-ci, lorſque nous regardons un objet lumineux, une lampe, par exemple, il nous paroît qu'il en ſort de longs rayons par en haut & par en bas, l'objet ſe multiplie même ſouvent; il nous paroît large, rond, & entouré d'autres rayons plus courts. Ce ſymptome eſt familier à toutes les perſonnes qui ſe portent bien. Si elles regardent la nuit un flambeau éloigné de pluſieurs toiſes en clignant les yeux, & qu'elles panchent la tête en arriere, les rayons inférieurs diſparoiſſent; ſi elles la tiennent droite, ceux d'en haut ſe diſſipent, & ſi elles ouvrent entiérement les yeux, elles n'en voient point du tout.

Pour comprendre la raiſon de ce phénomene, il eſt bon d'obſerver 1°. que la cornée eſt continuellement humectée par l'humeur lacrymale, laquelle vient en partie de la glande lacrymale, & partie de l'humeur aqueuſe qui ſuinte par les pores de la cornée; 2°. que lorſqu'on cligne les yeux, cette humeur coule entre le bord des paupieres qui eſt en talus & la cornée, entre leſquelles il reſte un petit eſpace de figure triangulaire; 3°. que l'eau qui s'attache aux paupieres dans cet endroit, forme une veſſie, dont une partie couvre la cornée tranſparente lorſqu'on cligne les yeux, au moyen de quoi les rayons qui partent du flambeau & qui tombent ſur la ſuperficie convexe de cette goutte d'eau y ſouffrent une réfraction, qui les oblige à ſe détourner, non point vers l'axe optique, mais vers le haut de la rétine, lorſqu'il s'agit de la paupiere ſupérieure, ou vers le bas, lorſqu'il eſt queſtion de l'inférieure, & c'eſt ce qui fait que l'image de la flamme qui ſe peint dans le pôle optique, differe de l'image des rayons, dont les uns ſe peignent dans le haut, & les autres dans le bas de la rétine, & ſe réuniſſent à la flamme même dans la cornée & dans la rétine. Lorſqu'on baiſſe la tête, ou qu'on étend la main, on intercepte les rayons qui tombent ſur la paupiere ſupérieure, de ſorte que ceux qui ſe peignent dans le haut de la rétine, repréſentent les rayons qui partent du bas du flambeau; comme au contraire lorſqu'on leve la tête & qu'on la renverſe en arriere, les rayons qui tombent ſur la paupiere inférieure, ne pénetrent point dans l'œil, & l'image de ceux qui ſortoient du haut de la flamme diſparoiſſent. Lorſqu'on ouvre les paupieres, il n'y a point de globe aqueux dans lequel les rayons puiſſent ſouffrir une réfraction, & c'eſt ce qui fait qu'on n'en voit aucun.

Lorsque le flambeau est placé dans un grand éloignement, tous les hommes sont myopes à son égard ; car les rayons qu'il envoie étant presque paralleles, se réunissent plutôt derriere le cristallin, suivant les lois de la dioptrique. Si donc un homme est naturellement myope, l'image du flambeau sera beaucoup plus confuse, comme cela paroît par la théorie de l'amblyopie des objets éloignés, ou de la myopie ; & l'on comprendra par cette même théorie, d'où vient que la flamme, qui est de figure pyramidale, étant vue dans l'éloignement, paroît circulaire, plus grande que lorsqu'elle est proche, & entourée de rayons, dont la raison est, que le cône de lumiere qu'elle envoie dans l'œil & qui est renversé, après que ses rayons se sont croisés derriere le cristallin, ne représente pas un point, mais une tache sur la rétine.

Cette berlue étincelante est un symptome du larmoiement, de l'ophtalmie humide & de l'amblyopie, dans laquelle la rétine est extrêmement sensible. Car, comme ces affections sont accompagnées d'un larmoiement continuel, non ſeulement on apperçoit ces ſortes de rayons lorſqu'on regarde un flambeau, les étoiles, &c. mais même l'image d'un objet nous paroît trouble & confuſe à cauſe des réfractions qu'occaſionnent les gouttes d'eau répandues ſur la cornée & ſur les cils, comme chacun peut l'avoir éprouvé en pleurant. A l'égard de la raiſon pour laquelle le flambeau paroît ſe multiplier, je l'examinerai à l'article de la berlue multipliante.

Sa cure eſt fondée ſur celle de l'épiphore & de l'ophtalmie humide, qui ſont les principaux ſymptomes; car les larmes ne ſont pas plutôt eſſuyées que la berlue rayonnante diſparoît.

L'autre eſpece de berlue paſſagere eſt celle qu'on appelle *éclatante* ou *reſplendiſſante*, & elle dépend ou d'un principe externe, comme d'un coup dans l'œil; ou interne, comme d'une céphalalgie, d'un vertige, d'une phrénéſie, d'une épilepſie, &c.

Tout le monde ſait que lorſqu'on ſe preſſe l'œil de côté avec le doigt, on apperçoit de l'autre côté, même dans les tenebres, une lumiere vive, uniforme, demi-circulaire, qui disparoît dès que la pression cesse; que lorsqu'on reçoit un coup dans l'œil, on voit une lumiere très-vive dont les rayons se répandent sur tout l'organe, & la même chose arrive lorsqu'on se mouche un peu fort ou qu'on éternue.

Voici ce que j'ai éprouvé plusieurs fois moi-même. Toutes les fois qu'il me prend une céphalalgie, ou parce que le temps est au midi, ou à l'occasion d'une pléthore, elle est précédée pendant quelques minutes d'une berlue étincelante. Je vois pendant sept à huit minutes, lors même que j'ai les yeux fermés, des lignes luisantes comme du feu qui se coupent à angles aigus, dont plusieurs sont courbes, paralleles & forment un demi-cercle. Ce qu'il y a de singulier dans ces lignes est le tremblement continuel dont elles sont agitées, & qui est plus fréquent que la pulsation des arteres; ces arcs étincellent tour à tour, le cercle qu'ils forment est un peu plus grand que le contour de l'œil, & du moment que ce phénomene cesse, le mal de tête me prend.

Pour comprendre la raison de ce

phénomene, il eſt à propos d'obſerver, 1°. que l'œil eſt compoſé de quantité de filamens nerveux, dont le nombre, eu égard à la groſſeur de la partie, eſt dix fois plus grand que dans aucun autre organe, quand même on n'auroit égard qu'au nerf optique, & qu'on ne feroit aucune attention aux autres paires de nerfs qui s'y rendent; 2°. Il y a toute apparence que le fluide nerveux eſt une vapeur imprégnée d'un fluide électrique, lequel eſt plus abondant dans l'œil, que dans aucune autre partie de même volume; 3°. que le fluide électrique reluit dans les yeux, ſans aucun frottement, dans les animaux qui ont beaucoup d'électricité, les chats, par exemple, dont le poil jette des étincelles en hiver lorſqu'on le frotte; ce qui donne lieu de croire que leurs yeux jettent la nuit autant de lumiere qu'il le faut pour les éclairer. Ce fluide eſt beaucoup moins actif dans l'homme, & n'étincelle qu'au moyen d'un coup ou du frottement. Il eſt bon cependant de remarquer avec M. *Dufay*, que cette vertu électrique, de même que la lumiere qui est dans les yeux des chats, se perdent dès que l'animal est mort. 4°. Tous les filamens nerveux de la rétine, lorsqu'ils sont arrivés à *l'orbicule ciliaire*, forment, à ce que prétend *Winslow*, une tunique qui enveloppe par devant le corps vitré, & forme avec l'autre tunique, qui enveloppe le cristallin & avec les fibres ciliaires, ce qu'on appelle la couronne ciliaire. Cette couronne se termine par un anneau celluleux, vuide, que *Petit* a découvert, lequel a la forme d'un petit intestin distingué par des valvules, lequel entoure le cristallin, & qu'on nomme en François *canal godronné.* On le découvre aisément par l'insufflation, & il n'a aucune communication avec la capsule du cristallin, que l'on peut pareillement découvrir par le même moyen. 5°. Ce canal godronné n'a d'autre usage, à ce qu'il paroît, que d'élever en forme de bourlet demi-circulaire les fibres ciliaires qui sont dessus, afin qu'elles puissent en se contractant pousser en dehors le cristallin, & rendre dans certains cas la vision plus distincte; car si l'œil étoit le même dans les animaux vivans que dans ceux qui ſont morts, quant à l'éloignement du criſtallin de la rétine & de la cornée, on ne pourroit voir diſtinctement les objets, ſoit proches ou éloignés, ſans le ſecours de lunettes convexes, comme il eſt aiſé de le prouver par la dioptrique.

Il y a donc toute apparence que le canal de *Petit* ſe gonfle toutes les fois que nous voulons voir diſtinctement un objet; mais qui eſt-ce qui peut gonfler un canal, dans lequel on ne trouve rien après la mort, où des milliers de tubes nerveux ſe rendent, & qui ſont remplis d'un fluide électrique, ſi ce n'eſt le fluide électrique dont on vient de parler?

S'il n'y avoit point d'air dans la cavité intérieure de l'oreille, on ne pourroit entendre aucun ſon, vu que le ſon n'eſt produit que par les vibrations de l'air, & que c'eſt la différence des vibrations qui fait la différence des ſons. De même il y a lieu de croire qu'on ne verroit ni lumiere ni couleurs, s'il n'y avoit dans les yeux une matiere lumineuſe brillante & étincelante, dont les rayons, par leurs différentes réfrangibilités, constituent les couleurs. Mais comme la matiere qui produit les sons n'agit qu'à l'aide des vibrations qu'elle reçoit, de même la matiere lumineuse dont on vient de parler ne se dévelope qu'au moyen de celles qui lui sont imprimées, & comme chaque ton est produit par un nombre déterminé de vibrations dans un tems donné, de même chaque couleur dépend d'un nombre déterminé de vibrations, à ce que croient MM. *De Mairan*, *Euler*, &c.

S'il falloit des autorités pour prouver ma these, j'aurois pour moi, non seulement les Poëtes, chez qui les mots de lumieres & d'yeux sont synonymes, mais même des Philosophes très-respectables. Ecoutons là-dessus Aristote : *Lumen oculi quasi portitor, qui species ab extimo lumine ad intimum animæ traducit.* Platon dit : *Postea quàm in vultu luciferos oculos insculpsêre* (Dii) *lumen illis igneum accendere.* Galien, dans son livre de l'usage des parties, dit *avoir écrit un livre sur l'esprit visif, qu'il croit être éthéré & lucide ou lumineux.* Quantité de personnes ont eu les yeux faits d façon qu'ils jettoient de la lumiere en pleine nuit, de maniere qu'ils voyoient les objets. De ce nombre ont été Caius Marius, Auguste, Octavien, Tibere, tous les Albains, au rapport de *Pline*; Asclepiodore, suivant *Photius*. Cœlius Rodiginus, Cardan, Jules César, Scaliger, Fromond, Théodore, Beze assurent qu'ils lisoient dans l'obscurité à la faveur de la lumiere qui sortoit de leurs yeux, & M. *De Mairan* dit que la même chose lui est arrivée.

Rien n'est plus ordinaire que ce phénomene chez les malades. Il y a quantité de personnes qui voient de la lumiere lorsqu'elles se réveillent en sursaut. *Th. Bartholin* assure que cela lui étoit ordinaire, & *Galien* dit avoir observé la même chose dans un de ses malades. Il y a des gens à qui les yeux étincellent lorsqu'ils sont agités de quelque passion, au point que les assistans en voient sortir de la lumiere, témoin ce que l'Auteur du livre d'Esther rapporte d'Assuerus, & ce que dit Ovide en parlant de la colere. *Oculis quoque pupula duplex fulminat, & geminum lumen ab orbe redit.* Mamertin prétend que les yeux de l'Empereur Julien étinceloient lorſqu'il ſe trouvoit dans le ſort d'un combat. Les chats ont les yeux extrêmement étincelans lorſqu'ils ſont en chaleur, ce qui leur arrive dans le mois de Février, qui eſt le temps où la vertu électrique eſt dans toute ſa force.

Pour revenir à mon ſujet, il y a toute apparence que la lumiere dont je viens de parler n'eſt point produite par la ſimple vibration des fibres nerveuſes des yeux, rien n'en étant moins ſuſceptible que les fibres nerveuſes, & n'y ayant rien de plus mou & de plus flaſque que la rétine, qui eſt flaſque & pulpeuſe. D'où peut donc venir cette lumiere, ſinon de l'impétuoſité avec laquelle le fluide électrique ſe porte dans le canal de *Petit*, ce qui arrive dans la toux, l'épilepſie, l'éternuement, la phrénéſie, lorſqu'on reçoit un coup dans l'œil, qu'on le frotte, ou qu'on le preſſe.

Mais d'où vient la figure circulaire de cette lumiere que j'ai décrite, & que *Cælius Aurelianus* a obſervée, lorſqu'il dit en parlant de l'épilepſie, que les malades voient des cercles de feu dans leurs yeux, *circulos igneis circumferri oculis ſentiunt ægrotantes*, & au ſujet de laquelle *Hippocrate*, dans les *Coaques*, dit en parlant des épileptiques, *que ceux à qui les yeux étincellent par la convulſion dont ils ſont agités, ſont dans le délire, & reſtent long-temps malades?* Je ne vois point ce qui peut faire prendre aux rayons cette forme circulaire, ſi ce n'eſt le canal de *Petit*, dont la figure approche aſſez de celle de cette lumiere. A l'égard du mouvement tremblotant des arcs lumineux, il en ſuppoſe un tout-à-fait ſemblable dans le criſtallin, ou dans les fibres muſculeuſes de la couronne ciliaire qui le font mouvoir. Les cils & les paupieres ſont ſujets à un pareil tremblement dans la ſouris; (*nyſtagmus*), & *Mauchart* appelle *hyppus* celui de l'uvée.

Voici enfin en quoi conſiſte la *berlue étincelante* permanente. Lorſque le malade eſt au grand jour, ſur-tout s'il eſt presbyte, quoique la même choſe arrive à ceux qui ont les yeux nets, il voit continuellement devant ſes yeux des points luiſans, qui ne voltigent point de côté & d'autre, & qui ne changent point de place, comme *La Hire*, & après lui *Boerhaave*, l'ont prétendu, mais qui, lorſqu'on tient l'œil immobile, deſcendent continuellement en forme d'une pluie d'or épaiſſe, dans telle poſition que l'on tienne la tête, droite, ou penchée de côté. J'ai été ſujet à cet accident des années entieres, & je l'ai obſervé dans d'autres qui étudioient la nuit, auſſi bien que dans un malade dans qui ce ſymptome duroit depuis pluſieurs années, ce qui l'avoit preſque jeté dans la mélancolie.

Les Auteurs prétendent que ces mêmes perſonnes voient des ſtries luiſantes, ſinueuſes, quelquefois rameuſes, luiſantes dans le milieu, ombragées dans leurs bords, ce que pluſieurs regardent comme une berlue réticulaire vague : mais cela n'eſt point; car dans la berlue réticulaire les filamens ne changent point de place, & ſont plus obſcurs dans leur axe que dans leurs bords; au lieu que c'eſt tout le contraire dans l'eſpece de berlue dont parle M. de *La Hire*.

Après avoir long-temps réfléchi ſur ce phénomene, je n'ai point trouvé de théorie plus propre à expliquer cette eſpece que celle de M. *Deſmours* ; la voici : 1°. il ſuinte continuellement par les pores de la cornée, que *Winſlow* a obſervé, une eau deſtinée à l'humecter, & qui continue même à couler dans les ſujets qui viennent de mourir, à cauſe de l'élaſticité du globe. Cette humeur forme une pellicule qui ternit l'éclat de la cornée ; & comme elle ne ſe renouvelle point, le globe qui étoit auparavant ferme ſe ramollit. 2°. Ces petites gouttes s'amaſſent ſur la ſuperficie de la cornée, en forme de petites lentilles ſphériques. 3°. Si donc la rétine eſt ſenſible, elles doivent produire le même effet que lorſqu'on regarde un objet à travers un *verre godroné* ; je veux dire, qu'on doit voir autant de points lucides ou diaphanes, qu'il y a de gouttes demi-ſphériques. 4°. Ces petites gouttes deſcendent continuellement à cauſe de la convexité de la cornée, & forment comme une eſpece de pluie luiſante, dont l'image parcourt la rétine de haut en bas ; tels ſont les phénomenes que j'ai obſervés.

Si ces gouttes ſont abondantes &

forment de petits ruiſſeaux, il eſt aiſé de concevoir qu'elles compoſeront différens rameaux, & qu'elles produiront le même effet que ces verres ſtriés, qui ne ſont d'aucun uſage ni pour l'Aſtronomie ni pour l'Optique, & que la lumiere ſera beaucoup plus forte dans l'axe que ſur les bords. Il ſe formera donc ſur la rétine l'image d'un filet, dans l'axe duquel les filamens ſeront plus éclairés que dans les bords, & dont l'ordre & la ſituation changeront aiſément, ce qui n'arrive point dans la berlue réticulaire.

Je ne puis croire avec *La Hire* & *Boerhaave* que cette maladie ait ſon principe dans l'humeur aqueuſe; car ſi cela étoit, il ſeroit difficile d'expliquer comment cette pluie deſcend dans les différentes ſituations où la tête peut ſe trouver. A l'égard de la cure, elle ſe réduit à diminuer la trop grande ſenſibilité de la rétine, qui ſeule occaſionne ces phénomenes, & à diſſiper la mélancolie qui les exagere.

M. *Coulas*, Médecin, très-illuſtre membre de la Soc. Royale des Sciences de Montpellier, a obſervé que la berlue, appellée *danaës*, avoit principalement lieu pendant l'usage de l'extrait de jusquiame blanche, & qu'elle se dissipoit quand on cessoit d'en user.

4. *Suffusio colorans*; Berlue colorante. B.

C'est celle qui teint les objets d'autres couleurs que celles qui leur sont propres, à l'exception du blanc & du noir, qu'on ne met point au nombre des couleurs. Il y a sept couleurs; savoir, le rouge, l'oranger, le jaune, le vert, le bleu, le bleu foncé & le violet. Le rouge est produit par les rayons qui ne sont point réfrangibles, tout au contraire du violet, qui réside dans ceux qui sont susceptibles d'une grande refrangibilité. Les molécules de l'air ou de la lumiere qui constituent le rouge, sont très-denses; celles qui produisent le violet, ne le sont point; toutes sont parfaitement élastiques, sphériques, & d'une petitesse infinie. Le nombre des vibrations qu'elles font dans un temps donné, est réciproque à leur diametre, & c'est en cela que consistent le ton, & par conséquent la couleur, qui est propre & inhérente à chacune. Et comme le ton déterminé, qui est transmis dans l'intérieur de l'oreille par l'air de dehors, dépend de la consonnance qui regne entre les molécules du même ordre ; de même les couleurs se transmettent à l'ame par l'entremise de la lumiere contenue dans l'œil, de même que par celle des filamens nerveux. *Voyez* la Dissertation que M. *Euler* a donnée là-dessus dans les Mémoires de Berlin, année 1754.

Lorsqu'on touche la corde d'un instrument, on entend après que le son principal est affoibli, ses sons harmoniques, savoir la tierce, la quinte, &c. & de même lorsque l'œil est frappé d'une lumiere vive, telle que celle du soleil que l'on regarde en face, on apperçoit successivement les couleurs que la lumiere contient, & qui étoient auparavant confondues ; savoir, le rouge, le jaune, le vert, le bleu, le violet ; de maniere que de quelque côté qu'on jette la vue, on apperçoit de grandes taches rondes sur la muraille & sur le papier blanc.

Que si les corps que l'on regarde se

trouvent déjà colorés, la combinaiſon de ces différentes couleurs en produira d'autres; par exemple, le mélange du bleu & du jaune produira le vert; celui du bleu & du rouge, le pourpre, &c.

La même choſe arrive à l'égard de tous les corps qui ne ſont point teints de couleurs priſmatiques ou pures. Si on les regarde à travers un priſme triangulaire, ou à travers le limbe d'une lentille, leurs bords paroiſſent tantôt bleus, tantôt rouges, ainſi qu'on peut s'en convaincre par une expérience vulgaire. Le criſtallin produit le même effet dans l'œil, lorſque ſon limbe rompt la lumiere à cauſe de la trop grande dilatation de la prunelle. Les Aſtronomes éprouvent la même choſe, lorſqu'ils n'ont pas ſoin de placer le verre oculaire à une diſtance convenable de l'objectif, lors ſur-tout que l'ouverture du diaphragme eſt trop grande.

Lorſque la lumiere tombe ſur une lentille dont les deux ſurfaces ſont ſphériques, comme les rayons rouges ſont moins réfrangibles que les violets d'une ſeptante-ſeptieme partie, le foyer ne forme pas un point unique, mais un axe le long duquel les rayons violets se réunissent plus promptement que les rouges; d'où il suit que le cristallin avoit la même figure, les couleurs se sépareroient dans l'œil & troubleroient la vision, comme il arrive dans les télescopes; mais le Créateur, dont la sagesse est infinie, a prévenu cet inconvénient par les moyens que voici. 1°. il a donné à la cornée & au cristallin une convexité hyperbolique, ce qu'aucun Artiste n'a encore pu faire à l'égard des verres, parce que le propre de cette figure est de réunir les rayons dans un seul & même point; 2°. il a construit la prunelle de façon que l'ouverture de son diaphragme intercepte les rayons qui tomberoient sur le limbe du cristallin, & cela dans la proportion la plus exacte que les Astronomes ayent pu trouver; 3°. il a enfermé le cristallin dans l'humeur aqueuse ou vitrée, qui a la même densité que l'eau; ce qui, suivant Mrs. *Newton* & *Euler*, est le meilleur moyen dont on puisse se servir pour empêcher que l'image ne soit colorée. *Voyez* les Mémoires de l'Académie de Berlin, pour l'année 1747.

Si l'on prend la peine d'examiner les découvertes les plus rares des Philosophes & des Artistes modernes, on n'en trouvera aucune que le Créateur n'ait mise en usage dans la structure du corps humain ; & plus on sera versé dans les sciences, & plus on découvrira dans les ouvrages de Dieu les principes les plus vrais & les plus sublimes des Sciences Mathématiques & des Arts.

Il ne faut qu'une goutte de sang épanchée dans la rétine, pour intercepter la lumiere, & pour produire un phantôme noir ou obscur. Si le sang est délayé, & qu'il donne passage aux rayons rouges, la tache paroîtra rouge au malade, de même que s'il voyoit les objets à travers d'un verre coloré de rouge.

La lumiere de la chandelle jaunit, & de là vient qu'elle fait paroître jaunes les objets qui sont blancs, verds ceux qui sont bleus, & blancs ceux qui sont jaunes.

Ceux qui lisent trop long-temps au soleil, voient les caracteres d'un rouge vif; & s'ils regardent la neige pendant que le soleil luit à l'ombre d'un arbre, elle leur paroît bleuâtre.

Les personnes qui ont les yeux atteints de la jaunisse, ne voient pas pour cela les objets jaunes; ils leur paroissent seulement moins éclairés, parce que leurs yeux ne sont pas affectés tout-à-coup de cette couleur; mais dans la suite les objets perdent peu-à-peu leur couleur naturelle, se teignent de jaune, & l'habitude fait qu'ils paroissent conserver leur couleur naturelle, excepté qu'elle nous semble plus foible. Si les yeux devenoient jaunes tout-à-coup, tous les objets nous paroîtroient jaunes; mais au bout de quelque temps l'habitude feroit que nous ne nous en appercevrions plus.

Valsalve a connu un homme qui s'imaginoit continuellement voir des Palais parfaitement bien ornés & coloriés, ce qui vient sans doute de ce qu'il avoit une berlue réticulaire compliquée d'une berlue colorante, je veux dire, de ce que la prunelle étoit trop ouverte eu égard au cristallin, ce qui étoit cause que ses yeux faisoient l'office d'un prisme triangulaire, & teignoient les objets des mêmes couleurs que celles de l'iris.

5. *Suffusio metamorphosis.* B.

La métamorphose n'est autre chose qu'un changement de figure : la figure est ce qui limite l'étendue ; & ces limites changent, lorsque la situation, la proportion, le nombre, la grandeur des parties changent par addition, soustraction, transport, &c. Voyons donc d'abord les changemens qui arrivent dans les images des objets par rapport à la grandeur, la situation, &c. pour mieux comprendre comment se fait cette métamorphose, qui est une espece particuliere de berlue.

La grandeur apparente des objets est 1°. comme l'angle visuel formé par les rayons qui rasent les extrémités de l'objet, & qui aboutissent à l'œil, lorsque la vision ne se fait que d'un œil, & comme l'angle formé par les axes optiques qui rasent ces mêmes extrémités de l'objet ; car l'angle qui se forme dans l'œil & qui mesure l'image, sert à déterminer exactement la grandeur apparente de l'objet ; 2°. plus l'objet est éloigné, plus il nous paroît grand sous le même angle visuel, de maniere que le jugement que nous portons de la distance de l'objet, change sa grandeur apparente. La grandeur apparente des objets change, tant dans la vue distincte, que dans la confuse ou dans l'amblyopie; dans la premiere, si l'on se sert d'un verre concave ou biconcave, les objets nous paroîtront plus petits & plus distincts; la même chose arrivera, quand même on ne se serviroit point de lunettes concaves, si la prunelle vient à se resserrer à notre insu. Par exemple, M. *Le Cat* rapporte qu'ayant été subitement saisi de froid, tous les objets lui parurent être devenus plus petits; mais pour l'ordinaire on ne s'apperçoit point de cette diminution lorsqu'elle est générale.

Par une raison contraire, si la cornée se bombe davantage, quand même la prunelle se dilateroit, les objets nous paroîtront plus grands.

Cette augmentation dans la grandeur des objets a sur-tout lieu dans l'amblyopie; car comme les myopes voient les objets par l'entremise d'une image confuse, mais beaucoup plus grande que ne la voient ceux qui ont la vue perçante, le cône optique qui se termine entre le cristallin & la rétine, se dilate de nouveau après être arrivé à celle-ci, & c'est ce qui fait qu'ils voient les objets plus grands. Par exemple, lorsqu'un myope regarde de loin une chandelle allumée, sa flamme lui paroît fort grande & de figure circulaire. La même chose arrive aux presbytes, dans lesquels le cône optique s'étend au-delà de la rétine, ce qui fait que celle-ci paroît couverte d'une grande tache. Par exemple, une aiguille placée près de l'œil, ce qui est une distance eu égard à laquelle tous les hommes sont presbytes, paroît quatre fois plus grosse qu'elle ne l'est effectivement, parce que les rayons souffrent derriere l'inflexion que *Newton* a découverte, & que l'angle qu'ils forment est plus grand.

Ceux qui regardent fixement un objet qui est proche, voient confusément les objets éloignés, & réciproquement lorsqu'ils regardent ceux-ci, ils voient confusément ceux qui sont près d'eux: ils sont donc presbytes ou myopes à leur égard, & un même objet leur paroît de différente grandeur. Par exemple, si l'on regarde un clocher éloigné avec un fil d'archal devant les yeux, celui-ci paroîtra diaphane & très-gros; si l'on fixe la vue sur celui-ci, le clocher nous paroît plus petit qu'auparavant.

Si l'on tend le fil d'archal horizontalement, & qu'on le fasse branler, le clocher & les montagnes qui sont dans l'éloignement nous paroîtront se mouvoir & sautiller, les rayons souffrant la même inflexion que lorsqu'ils sont rompus par le moyen d'une lentille. Lorsque nous regardons les passans à travers une vitre dont les carreaux sont remplis de nœuds, nous y appercevons des mouvemens circulaires, & quantité de figures irrégulieres qui nous étonnent.

S'il arrive donc que les deux côtés du cristallin ou de la cornée ayent ce défaut, on verra la même métamorphose. Je connois un myope qui, toutes les fois qu'il regarde dans une certaine position les montagnes qui sont dans l'horizon, celles qui sont à sa droite lui paroissent inégales & tronquées. J'ai eu occasion de faire à ce sujet une observation singuliere, je veux dire, de pouvoir découvrir le fond de son œil, de même qu'on découvre celui d'un chat plongé dans l'eau. M. *Le Fevre*, Médecin à Usez lui avoit donné un certain arcane, dont en mettant un demi-grain sur la cornée, la prunelle se dilatoit aussitôt à un point extraordinaire, de maniere qu'elle réfléchissoit la lumiere qui donnoit au fond. N'ayant apperçu aucun vice dans la rétine, il me vint dans l'esprit que ce même phénomene pouvoit également avoir lieu dans tous les hommes, sur-tout dans les myopes, comme cela est arrivé dans l'expérience de *Mariotte*. Il n'est pas si facile de comprendre pourquoi cette femme hystérique dont parle *Marcel Donat*, qui avoit l'œil droit malade & affecté d'une berlue étincelante, voyoit du gauche tous les objets plus petits de moitié qu'ils n'étoient. *Voyez* Bartholin *de luce animal. pag. 41.*

Dans cette espece de berlue le changement des objets se fait par soustraction, & dans l'autre par addition. Par exemple, si l'on fixe un charbon ardent qui est dans la cendre, ou un charbon noir qui est au milieu du feu, & qu'on approche le doigt du cône optique qui part de l'objet, son côté paroîtra s'étendre ou s'allonger vers le doigt. Ceci peut servir à expliquer l'observation de *Valsalve*, lequel rapporte qu'un homme voyoit les caracteres des livres qu'il lisoit de grandeur inégale, quoiqu'ils fussent parfaitement égaux.

Enfin, les objets paroissent changer de situation dans l'expérience suivante, & l'on peut en déduire le signe diagnostic, tant de la myopie que de la presbytie. Que l'on regarde deux chandelles allumées éloignées d'environ six pieds l'une de l'autre, leur flamme qui est de figure pyramidale, paroîtra fort grande & de figure circulaire. Si l'on approche peu-à-peu le doigt des rayons qui tombent dans l'œil du côté droit, on verra disparoître le côté droit ou gauche de la flamme; si c'est le droit, l'objet paroît renversé & l'homme est myope; si c'est le gauche, il est presbyte. *Voyez* la Hire, *des divers accidens de la vue*, dans les Mémoires de l'Acad. des Sciences; Le Cat, *traité de la vue*, &c.

Une femme dans des accès d'épilepsie, étoit non-seulement sujette à la vue double, mais il lui sembloit même voir des spectres hideux; tout lui paroissoit d'un vert bleuâtre : les objets exposés à la lumiere lui sembloient être beaucoup au-dessus de leur grandeur naturelle; de sorte qu'une mouche lui paroissoit avoir la grosseur d'une poule, & une poule celle d'un bœuf. Elle fut guérie de cette incommodité par l'usage du castoreum; mais on ne put la délivrer du vertige qui lui faisoit appercevoir les objets verdâtres. *Journal de Médecine, Novembre 1760.*

6. *Suffusio dimidians objecta*, Abrah. Vater. *Dissert. de visûs vitiis*, 1723. Wittemberg.

L'Auteur rapporte trois cas de cette maladie, qu'il attribue gratuitement à la compression du cerveau, & à la décussation des nerfs optiques, de sorte qu'on ne peut faire grand fond sur la théorie qu'il débite.

7. *Suffusio nutans.*

Un fameux Médecin de Narbonne, âgé de 80 ans, fut attaqué pendant quelques jours d'une berlue dans laquelle tous les objets lui paroissoient courbes, tortueux, & prêts à tomber. Tous les hommes qu'il rencontroit lui sembloient avoir le tronc & les jambes tortues, chancelans & sur le point de cheoir, si bien qu'il les avertissoit charitablement de prendre garde à eux, & s'efforçoit même de les ſoutenir pour prévenir leur chute. Cette affection ſe diſſipa, mais ſa vue s'obſcurcit conſidérablement.

III. *DIPLOPIA*, Bévue; *Suffuſio multiplicans*; *Viſus duplicatus*, Auctorum; *Double vue.*

C'eſt une hallucination dans laquelle les objets paroiſſent multipliés.

Ce ſymptome eſt paſſager, & l'on peut ſe le procurer volontairement, ſoit que l'on regarde un objet d'un ſeul œil, ou de deux. Voici à ce ſujet quelques expériences qui répandent beaucoup de jour ſur la théorie de cette maladie.

Lorſqu'on ſe preſſe l'œil de côté avec le doigt en regardant un objet, on le voit double. Si l'on ferme preſque les paupieres, & qu'ayant l'œil humide, on regarde de loin un petit objet lumineux, un flambeau par exemple, les œtoptes, & ſur-tout les myopes le voient multiplié une infinité de fois.

De même, si l'on fait à une carte avec une épingle deux petits trous, qui ne soient éloignés l'un de l'autre que du diametre de la prunelle, & qu'après avoir fermé un œil, on regarde de l'autre à travers, ou la flamme d'une chandelle, ou un point noir marqué sur une muraille bien blanche, les points paroîtront cent fois plus grands qu'ils ne le sont, troubles, & comme s'ils se croisoient; on verra dans l'intervalle qui est plus clair & dans le milieu deux points noirs de grosseur inégale. Que l'on éloigne la carte de l'œil jusqu'à ce qu'on n'apperçoive qu'un seul point ou qu'une seule flamme, ce qui n'arrive presque jamais à certains presbytes; cette distance, si l'on en croit M. de *la Hire*, sera la juste portée de la vue de celui qui fait l'expérience, & elle est égale au demi-diametre de la concavité que doivent avoir les lunettes des presbytes, & de la convexité de celles des myopes.

Si l'on éloigne davantage la carte, on verra l'objet double, & même triple, s'il y a trois trous, & les deux points noirs s'éloigneront à proportion que la carte ſera plus éloignée de l'œil.

Tant que l'objet n'eſt point aſſez éloigné pour pouvoir l'appercevoir diſtinctement, les deux images qui répondent à chaque trou, & qui tombent dans l'œil, ne ſe réuniſſent point dans la rétine, mais dans deux endroits différens, & n'ont point par conſéquent le pôle optique pour centre ; & c'eſt ce qui fait que l'image paroît double. Nous ſavons par un long uſage, & par une eſpece de ſentiment confus, qu'un même objet ſe peint deux fois dans le pôle optique, & qu'on ne peut le voir double quoiqu'on le regarde avec les deux yeux. Le pôle optique eſt cet eſpace circulaire qui eſt dans le fond de l'œil, & dont l'axe optique occupe le centre. Toutes les fois que nous conſidérons un objet avec les deux yeux, & qu'il n'y a point de vice dans les organes, nous tournons les yeux de façon que leurs axes ſe réuniſſent dans un ſeul point de l'objet, & nous ſavons par un long uſage, & ſur-tout par l'entremiſe du tact, que les deux images ne repréſentent qu'un ſeul objet, de maniere que nous n'en voyons qu'un toutes les fois que ſon image tombe ſur le pôle optique. Lors, au contraire, que cette double image tombe dans le même œil, & n'aboutit point au pôle optique, l'objet nous paroît être dans deux différens endroits, & par conſéquent double.

Si l'on couvre la ſurface d'un verre biconvexe avec un morceau de papier noir, auquel on a fait deux trous éloignés, & qu'on l'applique au trou d'une chambre obſcure expoſée au ſoleil, on appercevra deux images de cet aſtre au-delà de la lentille, excepté dans le point qui en eſt éloigné d'une diſtance égale à ſon demi-diametre; je veux dire, dans le foyer de la lentille, où les deux images combinées ne repréſenteront qu'un ſeul objet; & il arrive la même choſe dans l'œil, que l'on peut regarder comme une lentille ſphérique.

Si donc l'on ferme les paupieres de maniere que les interſtices des cils forment tout autant de trous qui donnent paſſage à la lumiere, ſi l'homme eſt myope ou presbyte, & que l'objet lumineux ſe trouve au-delà ou en-deçà de la diſtance où il doit être pour pouvoir le voir distinctement, on ne doit pas être surpris que l'objet soit répété jusqu'à trois, quatre ou cinq fois. Par exemple, le P. *De Chales* qui étoit myope, voyoit tous les hommes qu'il regardoit en face, avec cinq à six visages, qui lui paroissoient comme tout autant d'ombres placées sur la même ligne horizontale.

Si un homme a les yeux larmoyans ou chassieux, & que la matiere forme différentes lentilles aqueuses, ou convexes, ou concaves, les objets lui paroîtront multipliés ; & c'est effectivement ce qui arrive à ceux qui ont les yeux chassieux. Les Lunetiers disent que les verres, dont la surface est inégale & raboteuse, trompent la vue, ou *berluent*, lorsqu'ils changent les objets & les multiplient.

Voici une expérience du P. *De Chales*, dans laquelle la berlue multipliante se trouve compliquée de la myode. Que l'on place plusieurs chandelles allumées à vingt pieds au moins de distance de l'œil, qu'on approche de celui-ci la tête d'une épingle, & qu'on la fixe, en regardant négligemment les chandelles, on verra ſur chacune une tache noirâtre. Si l'on regarde fixement les chandelles, la tache diſparoîtra, & l'on ne verra la tête de l'épingle que ſous la forme d'une ombre diaphane.

Jurin prétend d'après l'expérience qu'il en a faite, que l'on voit une troiſieme partie plus clair des deux yeux que d'un ſeul, lorſqu'ils ſont d'égale force; ce qui n'empêche point qu'on ne ſoit ſujet à la bévue. Nous avons appris par un long uſage que la viſion qui ſe fait avec les deux yeux eſt beaucoup plus nette, pourvu que les deux axes optiques ſe réuniſſent dans un même point de l'objet. Le plan parallele aux deux prunelles, dans lequel concourent les axes optiques, eſt appellé le *plan de l'horoptere*, parce qu'il termine la vue. Sans le ſavoir, ſans le vouloir, & ſans y faire attention, nous dirigeons ces axes vers l'horoptere, je veux dire, que nous tournons les yeux de façon, que la ligne qui paſſe par les centres de la prunelle & du criſtallin, aboutit dans chaque œil au même point: dans ce cas, l'image qui s'y peint eſt circulaire, & a pour centre le pôle optique, ou l'extrémité de l'axe optique; dans ces circonstances, qui sont les plus ordinaires, nous ne voyons qu'un seul objet, quoique son image soit double; mais si l'un des yeux vient à changer de figure, soit par une pression volontaire, ou pour telle autre cause que ce puisse être, & que les axes optiques ne concourent point au centre de l'objet, dans ce cas, son image ne pouvant tomber sur le pôle optique des deux yeux, il nous paroîtra placé dans deux endroits différens, & par conséquent double. De même, si le même son ne parvient point dans le même instant aux oreilles, & qu'il y arrive en deux temps différens, comme l'écho, il nous paroîtra double. L'œil droit ne concourt point avec le gauche, ou parce que l'un des deux est affecté d'un strabisme, ou n'obéit point à la volonté, ou parce qu'on ne le fait point agir, parce qu'il est foible & inutile pour voir les objets éloignés, & c'est ce qui fait que nous ne nous servons que d'un œil, qu'il y en a un d'oisif, & que nous le tournons indistinctement de tout côté. C'est là ce qui cauſe le ſtrabiſme, mais non pas toujours la bévue.

La raiſon qui fait qu'un œil ne peut agir en même temps que l'autre au gré de notre volonté, ni ſe diriger vers le même objet, eſt que l'un des muſcles, comme l'abducteur, réſiſte trop, ou que l'antagoniſte, l'adducteur par exemple, agit avec trop de force; de là vient que l'œil malade ne peut conſpirer avec celui qui eſt ſain, que l'image de l'objet ne peut tomber ſur ſon pôle optique, au moyen de quoi l'image de l'œil droit ſe peint dans un endroit, & celle du gauche dans un autre, & l'objet paroît double. La même choſe peut arriver ſans qu'il y ait aucun vice dans les muſcles, ſi le criſtallin ne ſe trouve point parallele avec le plan de la prunelle, comme ſi les fibres de la couronne ciliaire le font biaiſer à droite ou à gauche; dans ce cas, ſon axe biaiſera, & ne conſpirera point avec celui de l'autre.

Si l'on place deux chandelles à pluſieurs toiſes de l'œil, & paralleles au plan de l'horoptere, & entre deux, & à égale diſtance, une grande feuille de carton percée dans le milieu d'un petit trou, les rayons qui passent à travers parviendront dans l'un & l'autre œil. Que l'on dirige la vue sur les chandelles, l'on verra deux chandelles & deux trous, quoiqu'il n'y en ait qu'un, parce que l'image des chandelles tombe sur le pôle optique, & celle du trou dehors. Si l'on regarde fixement le trou, on n'en verra qu'un, parce que les images des deux chandelles s'y réunissent; & cela est si vrai, que si l'on met un verre bleu devant l'une, & un verre jaune devant l'autre, leurs rayons se réuniront au trou, & y feront paroître une flamme verdâtre.

Si donc l'ame regarde négligemment un objet lumineux, sans diriger vers lui les pôles optiques, son image tombera sur divers endroits de l'œil, & il paroîtra multiplié, comme il arrive aux ivrognes, dont les axes optiques nagent & chancellent dans le vin. J'ai vu une femme attaquée d'une bévue pour avoir mangé des feuilles de jusquiame, de même qu'un Anglois, qui n'avoit d'autre mal que la mélancolie, & dans qui cette hallucination continua plusieurs jours, sans que je pusse découvrir son principe, ce qui fut cause que je ne lui prescrivis aucun remede, me doutant bien que cette erreur se dissiperoit en peu de temps, comme cela arrive dans les maladies aiguës qui attaquent le cerveau. Ce symptome est assez ordinaire au commencement de la petite vérole & de la phrénésie, à cause des spasmes qui affectent la couronne ciliaire, ou les muscles des yeux. Cette berlue est passagere, & celle qui se manifeste avec le strabisme, se guérit d'elle-même, parce que l'ame corrige l'erreur de la vue à l'aide des autres sens & du raisonnement. Ceux qui voudront s'instruire plus à fond sur cette matiere, peuvent consulter la savante Dissertation de *J. Klauhold*, intitulée *de visu duplicato*, & imprimée à Strasbourg en 1746.

Les variétés de la bévue se réduisent aux suivantes.

1. *Diplopia pyrectica*; Bévue ignée.

Ce symptome a quelquefois lieu tant dans les fievres simples, que dans les fievres aiguës, lorsqu'elles sont dans leur fort, & que le malade est dans le délire ou la phrénésie; car pour lors les axes optiques se dérangent, & ne convergent point vers le même objet, & qui plus est, ils divergent si fort tout à coup, que le malade qui n'a qu'un Médecin, s'imagine en voir plusieurs. Dans ce cas, la saignée & les sédatifs qui calment le délire, dissipent aussi la bévue. Le meilleur de tous les sédatifs qu'on puisse employer, est le sel d'*Homberg*.

2. *Bévue causée par le spasme*, du muscle abducteur de l'œil gauche. Willis, *de animâ brutorum*, *cap.* 15.

3. *Bévue causée par la paralysie*, des muscles d'un œil. Plater, *obsevat. lib.* 1. *pag.* 132.

4. *Bévue causée par un ancyloblepharon.* Langius, *epistol.* 7. *lib.* 1.

5. *Bévue causée par un catarrhe.* Forestus, *lib.* 2. *obs.* 39. Aquilonii, *Opticæ*, *pag.* 346.

6. *Bévue par débilité*, Bonet, *sepulchret. obs.* 22. *cas.* 43. 44. dans les moribonds & les convalescens.

7. *Bévue des objets éloignés*, Aquilon, *opticæ pag.* 346. Les objets éloignés paroissent doubles, mais non point ceux qui sont proches.

8. *Bévue causée par une contusion*, Thummig. *Act. Suecic.* 1721. *pag.* 230.

9. *Bévue causée par la frayeur.* Abr. Vater. *dissert. de visûs vitiis.* 1723.

10. *Bévue causée par l'ivresse.*

IV. *Syrigmus*, Tintouin; *Strepitus*, *Fluctuatio*, *Sonitus aurium.*

Cette maladie consiste dans une erreur de l'imagination, qui nous fait ouir des sons là où il n'y en a point, & elle a son principe dans les organes de l'ouie.

Elle varie eu égard au son & au ton: on l'appelle *Bombus*, lorsque le bruit qu'on entend ressemble à celui que font les coups de marteau donnés par intervalles; Tintement (*tinnitus*,) lorsqu'il imite celui d'une clochette que l'on sonne avec précipitation; *Otonechos*, lorsqu'on entend un son continu pendant que l'on parle; Bruissement (*susurrus*,) si le murmure ou le son est sourd & redoublé, comme celui d'une roue, d'un fleuve; ou fort, comme celui du tonnerre, &c. par où l'on voit qu'aucun de ces noms ne peut ſervir à déſigner le genre.

Son caractere conſiſte dans un ſon imaginaire & importun, qui n'a aucun rapport avec les vibrations de l'air extérieur.

On la connoît en ce que ce bruit ſubſiſte, lors même que l'on change de ſituation, que l'on ſe bouche les oreilles, & que tout eſt tranquille ou dehors.

Sa cauſe n'eſt autre que la vibration communiquée au fluide nerveux contenu dans les organes de l'ouie par un principe interne, ſans qu'aucun objet extérieur y ait part. Elle a donc ſon ſiege dans le cerveau & dans l'origine même du nerf auditif, dans l'os pierreux, dans le labyrinthe, le tympan, ou dans le conduit auditif. L'un eſt paſſager & ne mérite de trouver place que dans la théorie; l'autre conſtant & incommode; il trouble l'ouie, & on le diviſe en eſſentiel & accidentel.

Toute agitation extraordinaire du fluide nerveux acouſtique, qui n'eſt point produite par des impreſſions externes, dépend de la raréfaction ou de l'agitation de l'air contenu dans le tympan & le labyrinthe, ou de la pulſation des vaiſſeaux ſanguins, comme dans le *Bombus*, ou de l'engorgement des artérioles, qui n'ont point de battement, ou du reflux du ſang & de la lymphe dans les vaiſſeaux du labyrinthe, ou du mouvement ſpaſmodique de la chaîne des oſſelets, ou de l'engorgement de l'écorce du cerveau près de l'origine du nerf acouſtique, ou, ſuivant les principes de M. *Sauveur*, de ce que la pulſation du conduit auditif n'eſt point à l'uniſſon avec celle des oſſelets.

On peut y joindre la ſenſibilité de la faculté, & des nerfs de même que la vivacité du ſentiment dans les ſujets hyſtériques.

1. *Syrigmus à debilitate*. Tintouin cauſé par la débilité. B.

1. Par la faim ou l'inanition.

2. Par la convaleſcence. *Riviere*.

3. Par le trop grand uſage des femmes.

4. Par la lipothymie.

Il eſt occaſionné par le mouvement rétrograde du ſang dans les vaiſſeaux du labyrinthe. Comme le cœur agit très-foiblement sur ce fluide, celui-ci cede à la contraction élastique des vaisseaux, & reflue vers la partie dans laquelle il trouve le moins de résistance.

Ajoutez à cela que les chairs des personnes foibles, sur-tout des sujets hystériques & hypocondriaques, sont souvent sujettes à des spasmes, qui facilitent ce reflux du sang. Ces mêmes spasmes ont lieu dans la lipothymie & dans la honte.

Cette espece se guérit par des analeptiques, des toniques, avec la poudre de guttete, & des corroborans.

2. *Syrigmus criticus*. Tintouin critique. B.

Le *bombus* ne signifie rien de bon dans les maladies aiguës, & c'est un signe de mort lorsque le malade entend un son dans ses oreilles.

Le bourdonnement d'oreille, lorsqu'il est accompagné de l'obscurcissement de la vue, & d'une pesanteur dans le nez, annonce le délire, *Prorrheticor.* ou une hémorrhagie, suivant les *Coaques*.

Le tintement d'oreilles annonce un saignement de nez, & il cesse dès que la crise est faite. *Riviere*.

3.

3. *Syrigmus plethoricus*, Frid. Hofmanni. Tintouin pléthorique. B.

Il eſt léger ou grave, paſſager ou continu. Il eſt occaſionné 1°. par la trop bonne chere ; 2°. par le défaut d'exercice & le trop long ſommeil ; 3°. il revient lorſqu'on baiſſe la tête, ou qu'on eſt couché ; 4°. il eſt une ſuite de la ſuppreſſion du flux hémorrhoïdal & des menſtrues, & il eſt accompagné de la rougeur du viſage ; 5°. il eſt ſur-tout inſéparable des hémorrhagies.

Il eſt occaſionné par la preſſion du ſang ſur le périoſte du labyrinthe. Lorſqu'on empoigne le tuyau d'une pompe, on ſent un frémiſſement continuel, lequel augmente à proportion que l'eau monte avec plus de force. Il en eſt de même du tintouin qui eſt cauſé par la pléthore.

4. *Syrigmus ſibilus ;* Sifflement d'oreilles. B.

Le ſifflement eſt produit tant dans l'expiration que dans l'inſpiration, par la rapidité avec laquelle l'air entre par la petite ouverture que forment la langue ou les levres, & les vibrations de la glotte que les levres ou la langue forment, font d'autant plus fréquentes, que l'ouverture qu'elle laisse est plus petite. Le sifflement est donc un son aigu & continu, mais foible, qui se forme dans l'oreille, lequel est occasionné par le passage de l'air à travers une petite ouverture.

La trompe d'*Eustache* étant obstruée par l'adhésion mutuelle de ses levres, résiste à la pression de l'air extérieur, lors sur-tout que l'air enfermé dans la cavité de l'oreille, conserve toute son élasticité, & oppose de son côté une forte résistance; mais lorsque l'air interne vient à se dissiper, comme cela arrive assez souvent, alors cette petite glotte s'ouvre par la pression de celui de dehors, & l'air s'insinue dans le tympan avec un petit sifflement. Lors au contraire que l'air intérieur se dilate, il surmonte la pression de l'extérieur, & produit en sortant un sifflement qui résonne dans l'oreille, de même que celui de la glotte labiale résonne dans la bouche, tant dans l'inspiration que dans l'expiration.

Au bout d'une ou deux minutes,

l'équibre ſe rétablit au moyen de l'air qui entre dans l'oreille & qui en ſort, & le ſifflement ceſſe. Le bas-peuple l'attribue au mauvais propos que l'on tient de nous en notre abſence; & de là eſt venue cette façon de parler, *l'oreille me ſiffle.*

C'eſt donc à tort que les Modernes blâment les Anciens d'avoir attribué le tintouin aux vapeurs, comme s'il ne pouvoit être cauſé que par la pulſation des arteres.

5. *Syrigmus ſuſurrus*; appellé par quelques-uns *fluctuatio;* Brouiſſement, ou bruiſſement d'oreille. D.

C'eſt un ſon qui imite celui d'une roue ou d'une voiture qui roule ſur le pavé, & qui eſt ſi fréquent qu'on ne peut en compter les coups.

Cette affection eſt ſouvent chronique, au lieu que le ſifflement eſt paſſager, mais de deux eſpeces; car, ou il redouble par intervalle, & répond au battement du cœur; ou *continu*, mais leur principe n'eſt pas le même.

Le bruiſſement d'oreille differe du ſifflement, en ce qu'il forme un ſon grave, au lieu que le ſifflement eſt aigu

& redoublé ; du *Bombus*, en ce que celui-ci est intermittent, & que les coups en sont distincts ; au lieu que le bruissement diminue peu-à-peu entre chaque pulsation, & ne discontinue point.

Ce bruissement violent paroît être occasionné par le frottement du sang, qui se porte en plus grande quantité qu'à l'ordinaire dans les vaisseaux du labyrinthe à chapue fois que le cœur bat ; & ce qui fait que l'impulsion ni le coup ne sont pas aussi forts qu'ils devroient l'être, est qu'il ne circule point dans un conduit osseux sinueux, mais dans une artériole molle, destinée à conduire la lymphe, & qui se trouve maintenant dilatée par le sang ; d'où s'ensuit la distraction du périoste qui est dessus, & dont le sentiment est très-vif, laquelle imite le murmure d'un ruisseau ou des vagues. Comme le jet du sang est très-fort au commencement de la diastole, & diminue peu-à-peu jusqu'à la fin de la systole ; de-là vient que le bruissement occasionné par les globules qui circulent, augmente & diminue alternativement dans l'intervalle du battement du cœur.

Lorſque le corps eſt bien diſpoſé, nous ne nous appercevons point du cours du ſang dans les vaiſſeaux, parce que nous y ſommes habitués, ou parce qu'il circule dans des vaiſſeaux extrêmement ouverts; au lieu que dans le bruiſſement il dilate les vaiſſeaux lymphatiques, ou irrite les ſanguins. La raiſon qui fait que ce bruiſſement n'a pas lieu dans toutes les fievres, me paroît être la même que celle qui empêche la chaleur des oreilles, des joues, de la verge dans la fievre, quoiqu'elle ait lieu dans la lipothymie, la honte & l'acte vénérien. Je traiterai ailleurs de l'*anarrhopie* des fluides.

Ce bruiſſement continu, & ces pulſations fréquentes dont on ne peut compter les coups, peuvent venir de différentes cauſes; par exemple, d'un principe externe, comme d'un inſecte, d'un ver qui eſt entré dans le conduit auditif, du bâillement, d'une goutte d'eau, de ce qu'on ſe bouche l'oreille avec le doigt, la main, une coquille; ou d'un principe interne, comme de la ſéroſité, du pus, de la mucoſité qui s'eſt amaſſée dans le tympan, ou le labyrinthe. De ſavoir maintenant comment ces cauſes peuvent produire ce bruiſſement grave & continu, c'eſt ce dont on ne peut rendre raiſon, qu'en admettant la diſſonance & la pulſation de M. *Sauveur.*

Lorſqu'on eſt couché, que la nuit eſt tranquille, & qu'on écoute avec attention, on entend un ſon aigu extrêmement foible, qui reſſemble à celui d'un grillet, mais qu'on n'apperçoit point lorſqu'on eſt éveillé. Lorſqu'on s'éloigne d'une demi-lieue d'une ville tumultueuſe, on entend un bruit auquel on ne faiſoit point attention lorſqu'on étoit dedans.

La raiſon en eſt qu'étant éveillés, la chaîne des oſſelets eſt dans une vibration continuelle, qui eſt à l'uniſſon du conduit auditif, & à laquelle on eſt accoutumé, ce qui fait qu'on ne s'en apperçoit point.

Si l'on choiſit deux tuyaux d'orgue à l'uniſſon, qui rendent un ſon foible, & que l'on diminue le ſon de l'un d'un vingtieme ou d'un vingt-cinquieme, en bouchant ſon extrémité, ou en appliquant la main dessus, on entend un autre son plus fort pulsatif ou intermittent, auquel les Musiciens donnent le nom de *battement*. Si le tuyau a cinq pieds de long, il fera cent vibrations dans une seconde, tandis que l'autre qui est plus long d'un vingt-cinquieme, n'en fera que nonante-six; de maniere que chaque vingt-cinquieme son se répete quatre fois dans une seconde, & par conséquent il y a quatre pulsations à chaque seconde que l'on peut compter, & qui sont plus fortes que le premier son. Il suit de là,

Que si le ton naturel de la chaîne des osselets diminue un peu, & que celui du conduit reste le même, ou réciproquement, il en résultera une pulsation sonore, qui se répétera quatre, cinq, six fois, &c. dans chaque seconde, qui paroîtra continu ou si fréquent, qu'on ne pourra le compter; tel est le son des oreilles par les expériences suivantes.

Lorsque nous bâillons, le condyle de la mâchoire presse le conduit auditif, & affoiblit le ton qui lui est propre. Lorsqu'on verse de l'eau dans l'oreille, ſon ton augmente, de même que celui d'un verre; & il arrive la même choſe lorſqu'on met le doigt dedans, ou qu'on applique la main deſſus. Cela ne dépend ni de la pulſation des arteres, ni de la chaleur du doigt, ni de la perſpiration, ni de la raréfaction de l'air; une coquille, un bâton, l'eau, &c. produiſent le même effet. Dans tous ces cas, ſi le ton du conduit auditif s'altere, & n'eſt pas à l'uniſſon avec la chaîne des oſſelets, c'eſt ce qui rend le ſon plus fort, & on l'entend d'autant plus aiſément, qu'on n'y eſt point accoutumé.

Il arrive la même choſe lorſque le ton de la chaîne augmente pour telle cauſe que ce ſoit, comme un ſoufflet, un coup, une phlogoſe, une forte attention, ou diminue à cauſe d'un amas de pus, de lymphe ou de mucoſité, & qu'elle n'eſt plus à l'uniſſon avec le conduit. On verra, lorſque je donnerai la théorie de la voix, que les petits organes ſont à l'uniſſon avec le conduit; & de là vient que lorſque le palais eſt percé, la voix, qui étoit auparavant douce & ſonore, devient diſſonante avec la glotte, comme tout le monde le fait.

Si la longueur de deux tuyaux d'orgue, dans l'expérience de M. *Sauveur*, sont l'une à l'autre dans le rapport de 1 à 6, à 4, &c. chaque quatrieme, sixieme pulsation se fera dans le même temps; & comme il y a cent pulsations dans une seconde, il y aura dans chacune vingt-cinq concours, qui rendront un son uniforme, sans aucun bruissement; car ce qui fait la dissonance, est la rareté des concours des sons dans chaque seconde, laquelle fait qu'on peut les compter; d'où l'on peut voir sur quoi est fondé ce que j'ai dit, que le bruissement est causé par la dissonance des organes de l'ouie, comme le savent tous ceux qui sont versés dans la Science de l'acoustique.

6. *Syrigmus cephalalgicus*; en grec *paracusis*, en latin *obauditio*; par l'engorgement des vaisseaux avec fievre ou sans fievre. B.

C'est celui qui a lieu dans la pesanteur ou dans les douleurs de tête internes; il est accompagné de l'obscurcissement de l'ouie, d'un bruissement ou d'un ſon grave, & quelquefois du vertige ; ce qui donne lieu de craindre une cophoſe, une épilepſie, une apoplexie, ou une criſe par les parotides, une hémorragie. Lorſque la maladie eſt grave, c'eſt une preuve que la congeſtion ou la fluxion eſt forte ; elle eſt légere & paſſagere dans le vomiſſement, l'inſolation.

7. *Syrigmus à ventriculo* Frid. Hoffmanni. *Ab hypochondriaſi* ejuſdem. B.

On ignore la cauſe de cette eſpece. M. *Hoffmann* la croit occaſionnée par des flatuoſités qui diſtendent le ventricule, de maniere qu'il comprime l'aorte & oblige les fluides à remonter, ou par des ſpaſmes qui produiſent le même effet.

Elle exige des cathartiques doux & des ſtomachiques. Lorſque le *bombus* eſt cauſé par un anévriſme, la pulſation augmente, ainſi que l'obſerve M. *Duverney*, pour peu qu'on faſſe de l'exercice.

8. *Syrigmus catarrhalis* ; *A cauſâ frigidâ*, *à frigiditate*, *à perſpiratione ſuppreſſâ* ; Tintouin catarrhal occaſionné par une cauſe froide, par le refroidiſſe-

ment, une transpiration interceptée.

S'il vient à entrer de l'eau dans l'oreille, on l'en fera sortir, à ce que dit *Trallien*, en sautant à cloche-pied.

Si c'est le froid qui le cause, il faut se parfumer avec de l'absinthe, de la verveine, des baies de laurier, de l'oliban, du succin, ou mettre dans l'oreille du coton imprégné de la vapeur d'un alkali volatil. Le fiel, l'essence de castoreum, l'eau de la Reine de Hongrie, le musc, ou le coton musqué, l'huile de rhue, l'eau de frêne, le vin blanc, le suc d'oignon, de porreau avec l'eau-de-vie produisent aussi un très-bon effet.

Plater vante beaucoup les potions sudorifiques, &c. les sternutatoires, &c. *Deidier* conseille l'usage des eaux de Balaruc. Il est bon de se peigner souvent, de se raser la tête, de la brosser, de se servir de cucuphes aromatiques, & d'y joindre l'électrisation.

9. *Syrigmus ab oxycœd.* B.

Tintouin causé par la trop grande subtilité de l'ouie : Par le sentiment trop exquis de l'organe ; par la sécheresse, la tension de l'organe, par une insomnie, &c: Par un coup, un soufflet, d'où s'ensuivent la phlogose, l'otalgie.

L'otalgie demande la saignée, les résolutifs, le lait, l'huile. Cette espece est passagere.

Dans le cas où le sentiment est vif, le tintouin dure souvent plusieurs années, & ne se guérit presque jamais, sur-tout lorsqu'il est compliqué d'une hémorragie spasmodique, hystérique, hypocondriaque; & dans ce cas on doit, de même que dans l'agrypnie hystérique, faire usage des bains, des narcotiques & d'une nourriture émolliente.

Le Tintouin est pareillement causé par l'obstruction de la trompe d'*Eustache*. Lorsqu'il n'y a plus d'air dans la cavité intérieure de l'oreille, l'air extérieur repousse la membrane du tympan en dedans, le ton de la chaîne des oreilles s'altere, & lorsque l'obstruction cesse, la membrane se remet aussi-tôt en place avec un bruit pareil à celui d'une vessie qui creve, & le tintouin se dissipe.

10. *Syrigmus vertiginosus*; Tintouin vertigineux.

Ce symptome singulier, dont les

Auteurs n'ont pas encore fait mention, quoiqu'il accompagne quelquefois le vertige, consiste à représenter les paroles qu'on profere à notre droite, comme provenant du côté gauche, ou *vice versâ*; cette erreur acoustique est connue depuis long-temps, mais on ne savoit pas qu'elle pût dépendre d'un vice interne, & qu'elle accompagnât quelquefois le vertige; elle est occasionnée dans les nerfs acoustiques par le même principe qui produit le vertige dans les nerfs optiques. J'observe actuellement une espece de vertige dans laquelle la malade, sans qu'aucun objet lui paroisse tourner autour d'elle, s'imagine tout-à-coup qu'elle vacille au point qu'elle craint de tomber.

Cure du Tintouin.

Galien est celui de tous les Auteurs qui a écrit le plus sagement sur cette maladie. Il prétend qu'on ne peut avoir aucune connoissance certaine ni de la berlue, ni du tintouin, & que par conséquent il y a de l'imprudence à en entreprendre la cure sans en savoir la cause. Cependant, lorsque l'on connoît les principes procatartiques, & les effets qu'ils peuvent produire, on peut à-peu-près deviner si le tintouin provient ou de froid ou de chaleur, ou de la trop grande sensibilité de l'organe, sur-tout si l'on fait attention au bon & au mauvais effet des remedes.

Au reste, nous devons à *Galien* tous les remedes dont on se sert depuis deux mille ans pour les maux d'oreille, & il les a empruntés d'*Archigene*, d'*Apollonius*, ou d'*Andromaque*. Dans cette maladie, de même que dans toutes les autres dont la théorie est obscure, le succès de la cure est fondé sur la sagacité des conjectures, & quiconque débite sa théorie comme sûre, trompe ses lecteurs.

Les remedes auriculaires sont, 1°. les résolutifs âcres, comme le suc d'élaterium, d'oignon, d'ail, de porreau, la décoction d'ellebore blanc & noir.

2°. La décoction d'absinthe, de myrrhe, avec le nitre, le natron, ou le cumin, l'encre à écire, le suc de raifort, l'aloès, le miel.

3°. Les aromatiques, les nervins, les toniques, tels que le nard, le castoreum, le cumin, l'hysope, l'huile de camomille.

4°. Les drogues adouciſſantes, oléagineuſes, narcotiques, comme l'huile de roſes, de laurier, d'amande douce, la graiſſe d'oie, le lait de femme, le ſuc de mandragore, de pavot, de ciguë. *Riviere* ne ſe ſert preſque que de remedes aromatiques & adouciſſans; les autres Auteurs recommandent les remedes âcres & irritans, s'imaginant ſans doute, qu'il falloit atténuer les vapeurs craſſes & épaiſſes. *Galien* obſerve que le tintouin eſt quelquefois occaſionné par les remedes auriculaires. Prenez donc garde de ne point nuire au malade, au cas que vous ne puiſſiez point le ſoulager. *Trallien* & *Aëtius* n'ont fait que copier *Galien*.

11. *Syrigmus Bombus; Sonitus à plethorâ*, de Fréder. Hoffmann.

Lorſque cette eſpece de tintouin n'eſt cauſée que par la pléthore, il ſe fait principalement entendre lorſqu'on eſt éveillé, & l'ouie augmente quand on eſt couché, parce que le ſang, circulant horizontalement, parcourt deux fois plus d'eſpace que lorſqu'on eſt debout; & agit par conſéquent quatre fois plus fort ſur le canal oſſeux de la carotide, qui est placé derriere les oreilles.

Dans le cas où il est causé par la fievre, il est souvent précédé de la tension des membranes du cerveau, de maux de tête, d'insomnie; la circulation augmente, & le sang agit avec plus de force sur les arteres carotides, selon qu'il trouve plus de résistance de la part des vaisseaux du cerveau; car son action est comme le quarré de la vîtesse respective, ou comme la différence qu'il y a entre la vîtesse virtuelle & la vîtesse habituelle. Ce bruissement ou ce tintouin augmente dans les paroxysmes & dans la crise; & *Galien* est d'avis qu'on en attende l'effet. Le saignement de nez le fait cesser. Si la crise consiste dans la dilatation de la parotide, *Tulpius* veut qu'on la seconde avec des cataplasmes émolliens. Il faut saigner le malade du pied dans le paroxysme, & le faire coucher la tête un peu haute.

Si l'inflammation s'empare de la tête, des oreilles, comme cela arrive dans la phrénésie, l'otalgie, les mêmes indications subsistent pareillement, & l'on doit employer l'huile d'amandes douces, le lait, le lard doux, les pédiluves, la ſaignée, les fomentations émollientes. *Voyez* le mot *oxycoia.*

Le tintouin annonce une hémorragie, lorſqu'il eſt compliqué de la berlue, de la peſanteur des narines, de céphalalgie, de la dureté d'ouie, qui ſont les avant-coureurs du délire.

V. *HYPOCHONDRIASIS ; Hypochondriaciſmus*, d'Huxham ; *Ipochondria* Cocchi ; appellée par les Latins, *Hypochondriaca paſſio ; Mirachia*, par les Arabes ; par les François, *Hypocondrie ; Morbus hypochondriacus*, par Fracaſtor, *lib. de Morbo hypochondr.* Les malades, *Hypocondriaques*, *vaporeux*, *malades imaginaires ; Melancholia hypochondriaca*, Moron. *Director.*

L'hypocondrie eſt une maladie chronique, accompagnée de palpitation de cœur, de rapports, de borborygmes & d'autres maux légers, qui changent sans aucune cause évidente, & qui néanmoins font craindre au malade pour sa vie.

On connoît les hypocondriaques en ce qu'ils s'attachent à détailler scrupuleusement & dans les termes de l'art une infinité de maladies dont ils prétendent être atteints, qui n'ont aucune liaison entr'elles, & qu'on ne connoît que par leur rapport; en ce qu'ils exagerent des incommodités que d'autres méprisent, & emploient pour les guérir des milliers de remedes, dont pas un, selon eux, ne réussit. Ils s'en prennent à leur Médecin & à ceux qui les environnent, ils vivent dans une inquiétude & dans une crainte continuelle, ils désesperent de leur état, quoiqu'ils se portent bien, qu'ils aient bon appétit, & qu'ils fassent parfaitement toutes leurs fonctions; ils ont d'ailleurs l'esprit sain, & ne s'égarent que dans le jugement qu'ils portent de leur maladie.

Leur hallucination ne roule que sur leur santé, qu'ils croient beaucoup plus mauvaise qu'elle ne l'est effectivement,

& qu'ils affoibliſſent par une attention trop ſcrupuleuſe ſur leur état préſent, & par le chagrin auquel ils ſe livrent, à quoi l'on peut ajouter, que faute de confiance dans leur Médecin, ils emploient de leur chef des remedes abſurdes & ſouvent contraires à leur mal, comme la purgation, la ſaignée, les lavemens qu'ils répetent le plus ſouvent qu'ils peuvent, en même-temps qu'ils ſe livrent à leur appétit, ou qu'ils alterent la digeſtion par la triſteſſe, & la mauvaiſe qualité des alimens dont ils uſent.

De là s'enſuivent les flatuoſités, les rapports, les borborygmes, les douleurs des hypocondres, les nauſées, les vomiſſemens acides, âcres, bilieux, atrabilaires, la conſtipation, un ſommeil inquiet & agité, la maigreur, la pâleur, la noirceur de la peau, & quantité d'autres accidens inſéparables de cette maladie.

Fracaſſini prétend que la cauſe & l'eſſence de cette maladie conſiſtent dans l'oſcillation déréglée & diſſonante, continuelle & incommode du ſyſtême nerveux & membraneux. Quant à moi, j'attribue cette hallucination à l'attention trop forte que l'on donne à sa santé, à un amour excessif de soi-même, à l'attachement que l'on a pour la vie & les plaisirs qu'elle procure, aussi-bien qu'à la trop grande sensibilité du système membraneux.

C'est une pure hypothese que d'attribuer aux nerfs un mouvement de vibration; leur laxité naturelle, le défaut d'élasticité qu'on y remarque, prouvent tout au contraire que ces vibrations & ces consonances sont purement imaginaires. Dans le rhumatisme, la goutte, la tierce continue, &c. les vaisseaux sont sujets aux vibrations & aux dissonances. Les membranes, sans aucune hypocondrie, sont sujettes dans l'épilepsie aux mêmes symptomes que la maladie dont nous traitons; & si le malade est moins sensible & moins frappé de la crainte de la mort, c'est que l'ame est moins attentive à ce qui concerne la santé. Cette attention qu'elle y donne est au commencement volontaire, mais dans la suite elle devient involontaire & comme nécessaire, de même que les autres passions dont on se fait une habitude.

Cette maladie n'eſt point dangereuſe par elle-même ; elle ne devient telle que par celles qu'elle occaſionne par ſucceſſion de temps, ou dont elle eſt compliquée. Ce qui la rend ſi opiniâtre, eſt que l'eſprit dont on devroit attendre le plus de ſecours, eſt lui-même affecté, & produit la maladie & la fomente par ſon erreur. L'indocilité, la méfiance, les ſoucis continuels du malade, non-ſeulement alterent la digeſtion, mais empêchent encore l'effet des remedes dans les maladies qui donnent lieu à celle-ci. Ces remedes ſont de deux ſortes ; les uns regardent l'ame, les autres le corps.

La thérapeutique du côté du corps exige, 1°. une nourriture humide, des alimens faciles à digérer, pris à des heures fixes, en petite quantité, qu'on les mâche long-temps, & qu'on les délaye en buvant beaucoup d'eau, ou de vin trempé ; 2°. que l'on dorme long-temps, qu'on ne liſe point le ſoir, que l'on ne s'occupe ni d'affaires ni de nouvelles qui peuvent troubler le ſommeil. L'exercice à jeun eſt très-ſalutaire, on peut y joindre la promenade, le ſejour de la campagne, la chasse, les voyages, rien n'étant plus propre à faciliter la digestion; 3°. rien n'est meilleur pour diminuer la sensibilité des nerfs, & adoucir l'acrimonie des humeurs, que les humectans & les émolliens. On prescrit pour l'ordinaire dans cette maladie le lait dans le printemps & dans l'automne, que l'on fait précéder des bouillons rafraîchissans & d'une purgation légere; en été les eaux minérales légeres, telles que celles d'Usez, d'Alais, le petit-lait, les bains; & le soir les émulsions narcotiques.

A l'égard de l'ame, on peut se servir de deux moyens pour détourner l'attention du malade de l'objet qui cause son hallucination. Je mets au premier rang les discours philosophiques. Comme les gens d'esprit & les personnes lettrées sont plus sujets à cette maladie que les personnes grossieres & ignorantes, il peut arriver qu'elles écoutent enfin la voix de la raison. Comme le trop grand amour de soi-même, aussi-bien que l'attachement excessif pour la vie & la santé, sont opposés à la religion & à l'apathie philosophique des Stoïciens, on doit faire sentir aux hypocondriaques que rien n'est plus honteux à un homme de cœur, que de ne pouvoir supporter ces maux légers, & de se plaindre sans cesse. Que s'ils étoient persuadés comme ils doivent l'être qu'il n'y a d'heureux dans cette vie que ceux qui reçoivent les biens & les maux avec la même indifférence, ils seroient moins portés à exagérer les maux qu'ils souffrent, & qui ne sont rien au prix de ceux que tant d'autres éprouvent tous les jours; 2°. on doit sur-tout s'étudier à réveiller en eux des idées assez fortes pour dissiper celle qu'ils se forment de leur maladie. Il y a quantité de gens à qui un procès, une affaire sérieuse ont fait oublier le mal qu'ils sentoient, & cet oubli est proprement une guérison. Rien n'est meilleur pour cet effet que la promenade à cheval dans une campagne agréable & par un beau temps, où, ce qui revient au même, que les voyages, tant sur terre que sur mer, & le séjour de la campagne. L'exercice du cheval, l'emporte sur tous les autres; les différens objets qui se présentent à chaque instant font une telle impression sur la vue & sur l'ouie, qu'il est presque impossible que l'ame n'oublie l'idée qui l'afflige, & n'en prenne de plus riantes, ce qui contribue plus que toute autre chose au recouvrement de la santé.

L'esprit se ressent presque toujours de la foiblesse du corps, & l'on ne doit pas être surpris que les personnes dont le corps est affoibli, aient tant de peine à supporter les traverses de la vie, & manquent de courage dans les occasions où il est le plus nécessaire. Rien n'est plus propre à inspirer aux hypocondriaques le courage dont ils manquent, que l'entretien & les conseils d'un ami en qui ils ont confiance, & que les promesses de leur Médecin. Les remedes violens énervent le corps, les purgatifs, la saignée, l'affoiblissent, l'esprit perd sa force, & la maladie augmente loin de diminuer. *Sanctorius* a observé que rien ne contribue plus à inspirer la joie qu'une transpiration suffisante ; on ne peut donc mieux faire que de suivre les préceptes diététiques & gymnastiques qu'il donne là-dessus, parmi

parmi lesquels l'exercice du cheval tient le premier rang.

1. *Hypochondriasis biliosa*, Fracassini, *Hypocondrie bilieuse, ou chaude, & seche, premiere espece.* L.

Cette espece, qui provient d'un tempérament bilieux, est la plus rare de toutes. *Voyez* les signes & les principes de ce tempérament dans la Physiologie. Le malade est souvent sujet à des céphalalgies gravatives, au vertige, au tintouin, à la dyspnée, à des palpitations, à des douleurs dans les membres, à des coliques rénales, à la cardialgie, à la colique bilieuse, aux coliques d'estomac, à l'amertume de bouche, à la constipation. La tristesse & la mauvaise humeur vont jusqu'à l'audace; le malade est d'une impatience insupportable, il maigrit à vue d'œil, son pouls est agité, la chaleur & la sécheresse se mettent de la partie.

Cure. Rien n'est plus nuisible dans cette espece que les remedes chauds & dessicatifs, au nombre desquels je mets le rhapontic, l'aloès, les amers, les martiaux. Il n'en est pas de même des bouillons rafraîchissans faits avec les poulets, la laitue, l'endive, les grenouilles, des émulsions, des bains, des eaux minérales légeres, des potions aqueuses, auxquelles on peut joindre la saignée, tant au commencement de la maladie, que dans les paroxysmes.

2. *Hypochondriasis sanguinea*, Fracassini; *Hypocondrie sanguine*, *chaude & humide*, *deuxieme espece.* L.

Cette espece est accompagnée des signes de la pléthore, par exemple, de pesanteur de tête, de dyspnée, de lassitude pour peu qu'on agisse, du défaut de saignement de nez, de la suppression des menstrues, de l'enflure des marisca, lesquelles fluent moins qu'à l'ordinaire, d'un appétit vif, d'une couleur vermeille &c. Elle est aussi fort rare.

La pléthore est compliquée de l'épaississement du sang, & elle est la suite d'une vie oisive & sédentaire. Les remedes indiqués sont, 1°. les saignées réitérées au commencement de la maladie; elles appaisent l'insomnie, les maux de tête, les douleurs des membres, & par conséquent elles sont moins à craindre dans ce cas que dans les vapeurs pituiteuſes & invétérées, ce qui les a fait rejeter à *Sydenkam.* On peut auſſi ſuivant les cas, appliquer les ſangſues aux mariſca enflées. 2°. Les laxatifs, ſoit en forme de boiſſon ou de lavemens, leſquels ſervent à ramollir & à humecter; car le corps peche par trop de chaleur & de ſécheresse, & lorſque le ventre eſt libre, la tête s'en trouve beaucoup mieux. Rien n'eſt meilleur pour délayer les fluides, adoucir le ſang, & faire couler les urines qu'une potion théiforme & légérement aromatique compoſée avec les feuilles de méliſſe de menthe, de chevre-feuille, le thé; enſuite d'une purgation légere avec la manne & les tamarins, & une légere infuſion de séné, on peut paſſer aux bouillons de poulet; les pédiluves & les ſédatifs ſont très-ſalutaires dans le paroxyſme, mais on doit y joindre les opiats avec le camphre & le nitre.

Dans le cas où la maladie eſt invétérée, rien n'eſt meilleur pour prévenir les accès que la caſcarille & la ſquine.

Les hypocondriaques, ſi l'on en croit *Sanctorius*, ſont aſſurés de leur guériſon, lorſqu'ils ſe réduiſent à une nourriture humide, & qu'ils facilitent la tranſpiration par un fréquent uſage des bains.

Si les viſceres ſont obſtrués, on emploiera les pilules faites avec le ſavon, le rhapontic & le tartre vitriolé, auquel on joindra quelque peu d'eſſence de genievre & le ſirop apéritif.

On vante beaucoup les poudres abſorbantes de *Wedelius* avec le ſuccin, le cinabre & le nitre; elles appaiſent les ſpaſmes.

La liqueur minérale anodine d'*Hoffmann* eſt tout à la fois corroborative & ſédative.

3. *Hypochondriaſis melancholica*, Fracaſſini; *Hypocondrie mélancolique, ou froide & ſeche*, cap. 3. pag. 329.

Les ſolides ſont roides, les petits vaiſſeaux rétrécis, la graiſſe ſe fond, le corps ſe deſſeche, le ſang s'épaiſſit, le ventre eſt reſſerré, les digeſtions ſont flatueuſes, la colique rénale, la colique, les rapports s'y joignent, le foie eſt obſtrué, le malade eſt inquiet, triſte, de mauvaiſe humeur, ſévere dans ſes mœurs, d'un eſprit pénétrant, d'un âge viril. Cette espece est très-fréquente.

Indépendamment de la saignée, l'Auteur recommande dans cette espece les linimens, les fomentations émollientes, les bains tiedes, l'huile d'amande douce pour lubrifier les intestins, à la dose de trois onces par jour, dans une décoction de camomille, ou dans du bouillon; ensuite un cathartique léger avec la casse ou le rhapontic de deux jours l'un & trois fois & plus; la teinture de rhapontic avec le sel de tartre, dans une décoction de fumeterre, d'aigremoine, & s'il y a des obstructions, dans une décoction de feuilles de saponaire, ou d'éclaire. Après que les vaisseaux seront désobstrués, on en viendra aux sédatifs & aux parégoriques, parmi lesquels je mets les pilules de cynoglosse avec le nitre & le camphre, le nitre avec le cinabre & le succin, la poudre d'Hanovre, celle du marquis dans de l'eau de tilleul, de pivoine, de souci, de cerises noires, &c.

Le malade usera quelque temps de lait bouilli avec de la décoction de ſquine, de cuillerée, de fumeterre, où à ſon défaut de bouillons faits avec le poulet, les grenouilles, les écreviſſes, l'orge, le riz.

On mettra digérer quatre onces de râpure de corne de cerf dans vingt livres d'eau, on les fera bouillir ſix heures, & l'on mettra cuire dedans une poule & la chair de deux tortues. Après avoir exprimé la colature, on la fera diſtiller au bain-marie avec huit livres de lait, une once d'eau de naphte, de fleurs de bourache, de bugloſe, de feuilles de cuillerée, de creſſon d'eau, de chacun demi-poignée : la doſe eſt de 10 onces, on gardera le reſte pour l'uſage.

La diete ou demi-diete blanche eſt auſſi fort ſalutaire. Les aloétiques, les martiaux, les eaux acidules trop fortes, les pilules de *Beccher*, de *Stahl*, ne valent rien dans cette eſpece de maladie.

4. *Hypochondriaſis pituitoſa*, Fracaſſini, *cap. 4. pag. 338.* Hypocondrie pituiteuſe. L.

Cette eſpece attaque les perſonnes d'un tempérament froid & humide.

Dans ces ſortes de ſujets, les ſolides

sont mous & sans élasticité, le sang est appauvri, la bile sans force, la circulation languissante, les passions foibles, le pouls mou, la chaleur foible, la pâleur & l'assoupissement plus considérables, le courage est abattu, l'ame & le corps extrêmement foibles.

Lorsque l'ame est affoiblie par le chagrin, les soucis, le mauvais état des affaires, elle perd sa fermeté & se laisse abattre au plus léger accident; elle tombe dans la langueur, la tristesse, la digestion ne se fait plus, & de là s'ensuivent des crudités, l'engorgement des vaisseaux, les flatuosités & les autres symptomes de l'hypocondrie.

Cette espece, indépendamment des cathartiques amers, exige les stomachiques, comme le rhapontic, l'aloès, le séné, mais non point la saignée. Elle demande de plus les toniques avec le mars, le rhapontic, le cinnamome, le macis; les lavemens carminatifs avec la décoction de camomille, de menthe, d'aneth, de carvi, de fenouil, les pilules de *Quercetan*, d'*Herman*.

Ces sortes d'hypocondriaques guériſſent à l'aide des voyages, de la chaſſe, des concerts de muſique, & ſurtout par l'exercice du cheval. Les eaux ſulphureuſes de Bagnols, de St. Laurent, de Cauterets, leur ſont auſſi fort ſalutaires, parce qu'elles rétabliſſent le ton des fibres & la fluidité de la lymphe. On peut y joindre le procédé dont *Sydenham* ſe ſert pour les vapeurs, à l'exception des bains & du laitage.

5. *Hypochondriaſis hyſterica*, Fracaſſini, *pag. 351. part. 3. Hypochondriaſis muliebris ejuſdem ;* Hypocondrie hyſtérique. L.

On la connoît aux ſignes combinés de l'hypocondrie & des vapeurs, je veux dire, qu'elle doit ſon origine aux paſſions, telles que la frayeur, le mépris, l'ennui, ſur tout dans les femmes affoiblies par des couches, des diarrhées, des ſaignées, outre que dans les paroxyſmes, les ſpaſmes cutanés, les palpitations, le carus hyſtérique, l'aſphyxie hyſtérique, la dyſpnée, l'angine, la difficulté d'avaler, la colique hyſtérique, la colique d'eſtomac, le globe abdominal, les urines limpides, abondantes, le bâillement, les ris, les pleurs vont & viennent ſans aucune cauſe évidente. Il faut diſtinguer dans la cure les maladies hyſtériques courtes ou aiguës, dont j'ai déjà parlé, des vapeurs habituelles, qui ne ſont accompagnées d'aucun ſymptome fâcheux.

On doit ſur-tout avoir égard aux menſtrues; & au cas qu'elles ne ſoient pas aſſez abondantes, ou qu'elles ſoient totalement ſupprimées, il faut leur faire reprendre leur cours, ou y ſuppléer par la ſaignée. Celles qui ſont d'un tempérament chaud, doivent aller ſouvent à cheval, & faire uſage des acidules, d'eau ferrée, de ſafran. A l'égard de celles qui ſont d'un tempérament froid, elles emploieront la limaille de fer, les bouillons apéritifs avec le rhapontic, & les racines apéritives.

Après que les menſtrues auront repris leur cours, on leur ordonnera le petit lait, les bains, les eaux acidules, les bouillons émolliens, l'exercice.

A l'égard des maladies aiguës qui peuvent ſurvenir, on peut voir leurs eſpeces, chacune à leur genre.

6. *Hypochondriasis phthisica*, Fracassini, *pag.* 3. *cap.* 3. Hypocondrie compliquée de phthisie. C.

L'Auteur rapporte deux exemples de cette combinaison. La phthisie qui succede à l'hypocondrie, doit son origine à un crachement de sang, & ses signes ne sont point obscurs. Les remedes édulcorans & délayans, l'usage du lait & l'exercice du cheval, peuvent à la vérité soulager la malade, mais ils ne sauroient la guérir.

7. *Hypochondriasis asthmatica*, Fracassini, *part.* 3. *cap.* 4. Hypocondrie compliquée d'un asthme. L.

Cette espece est accompagnée d'un asthme, ou convulsif, ou humide, ou mixte.

En cas d'asthme convulsif, on prescrit la saignée dans le paroxysme, les sangsues appliquées au fondement, les onctions pectorales, les pédiluves. Le bain passe pour un remede efficace hors du paroxysme; on y joint l'huile d'amandes douces ou de graine de melon, le petit-lait, les parégoriques, le lait d'ânesse.

Dans l'asthme humide, il faut s'abstenir des bains, de la ſaignée, des laxatifs, & s'en tenir aux réſolutifs; par exemple, au ſafran, au camphre, aux fumigations avec le ſucre, l'oliban avec un peu de cinabre; aux vapeurs humectantes des décoctions de bouillon, d'althea, de nénuphar, que l'on reſpirera par la bouche: & intérieurement aux cathartiques doux, tels que la manne dans une décoction de tuſſilage, de velar, le ſirop violat; on y joindra les béchiques, ſavoir, l'extrait d'énule, de ſcabieuſe, d'iris, le blanc de baleine, le ſafran, la fleur de ſoufre, le benjoin, le ſel volatil de ſuccin, la corne de cerf; & ſi les crachats ſont gluans, la gomme ammoniaque diſſoute dans du vinaigre ſcillitique, la ſuie préparée, l'oliban.

8. *Hypochondriaſis calculoſa*, Fracaſſini, *part.* 3. *cap.* 5. Hypocondrie compliquée du calcul. C.

L'hypocondrie eſt quelquefois accompagnée des ſymptomes de la colique rénale calculeuſe, ſavoir, de coliques d'eſtomac, de la tenſion des hypocondres, de borborygmes, de conſtipation, d'urines ténues, de rapports acides.

On la guérit avec l'huile d'amande douce, les bains d'eau douce, la saignée & la purgation, que l'on fait précéder après le paroxysme, d'une boisson délayante d'eaux acidules. On compte parmi les spécifiques la rapure de savon avec le tartre vitriolé, que l'on réduit en pilules avec de la térébenthine; & l'on boit par-dessus de la décoction de saxifrage, de tridacte & de mille-feuille.

9. *Hypochondriasis tympanitica*, Fracassin, *part.* 3. *cap.* 6. Hypocondrie compliquée d'une tympanite.

Les intestins sont pour l'ordinaire remplis de flatuosités. Il y a deux sortes de tympanite, l'une indolente, l'autre extrêmement douloureuse. On saura encore que l'hypocondrie qu'elle accompagne, est pituiteuse ou bilieuse, ou mélancolique.

Lorsque la tympanite est douloureuse, l'huile de graine de lin vaut mieux que celle d'amande; on doit employer les parégoriques en petite dose, & intérieurement les stomachiques & les discussifs, entre lesquels on doit préférer ceux qui sont aromatiques, ſpiritueux & volatils. On y joindra les eaux martiales ſulfureuſes, & ſi le tempérament eſt pituiteux, les chalybés & les corroborans. On fomentera les parties avec du vin, dans lequel on fera bouillir de la racine de brioine, d'iris, des fleurs de camomille, de la graine de carvi, de l'anis. On joindra aux remedes ci-deſſus, les cérats réſolutifs, les bandages, les lavemens carminatifs, avec le miel ſolutif & le philonium romain. Après que les douleurs ſont calmées, on peut employer utilement les cathartiques avec la manne, le ſéné, le tartre, les eaux minérales, les pilules aloétiques, le rhapontic, le mercure doux, le diagrede, les pilules de *Beccher*, & enſuite la teinture de rhubarbe, l'extrait de baies de genievre, la décoction de jonc odorant, l'infuſion de menthe, de pouliot, d'écorce d'orange.

10. *Hypochondriaſis algida;* Hypocondrie accompagnée d'un ſentiment de froid exceſſif.

On voit ſouvent des hypocondriaques qui ſe plaignent, non-ſeulement de flatuoſités, de conſtipation, de tumeurs hémorroïdales, de soubresauts convulsifs aux approches du sommeil; de pulsations, de borborygmes dans les hypocondres; de vertiges, de céphalalgies, de resserremens de poitrine, &c. mais qui se plaignent aussi principalement d'un froid continuel, surtout à la tête, pendant l'été de même que pendant l'hiver; de sorte qu'on les voit couverts de leurs habits d'hiver, dans le temps même des plus grandes chaleurs : de là l'effervescence de leur sang, qui ne détruit aucunement le sentiment de froid dont ils se plaignent; de là ces sueurs nocturnes qui les maigrissent considérablement; la plupart, pour diminuer ce froid extérieur, vont prendre la douche des eaux thermales les plus chaudes, qui loin de les soulager, ne font qu'augmenter leur maladie; le froid, dont ils se paignent, dépend de l'éréthisme de la peau; c'est pourquoi il est si opiniâtre. Nous avons vu cette maladie occasionnée par le mercure employé mal à propos, & à une dose trop considérable, dans un cas où il ne s'agissoit point de détruire aucun virus vénérien.

Les remedes indiqués, & qui ſont réellement utiles, ſont le lait, les bains un peu froids, les bouillons relâchans, l'exercice du cheval, & la diminution ſucceſſive dans la quantité des vêtemens. Cette eſpece n'étant accompagnée que d'une légere crainte de la mort, peut être rapportée au genre de froid exceſſif, (*algor*) auſſi bien qu'au genre d'hypocondrerie.

VI. *Somnambulismus*, Maladie des ſomnambules; *Noctambulatio*, *Noctiſurgium*; en Grec, *Noctegerſia*, *Hypnobateſes & Nyctobaſis*. Les malades, *Noctambuli*, *Somnambulones*; en François, *Noctambules*, *Somnambules*; en Grec, *Nyctobatæ*, *Hypnobatæ*.

Cette maladie conſiſte dans une hallucination qui perſuade à ceux qui dorment qu'ils ſont éveillés, de maniere qu'ils agiſſent comme s'ils l'étoient effectivement, ce qui les expoſe à une infinité de dangers.

Le ſommeil naturel eſt un état dans lequel les organes des ſens & ceux des mouvemens volontaires, ne peuvent recevoir l'impreſſion des objets, ni exercer leurs fonctions. L'imagination ſeule agit dans les ſonges ; toutes les ſenſations ſont confuſes, & tous les mouvemens, à l'exception des vitaux, ſont ſuſpendus de même que dans le ſommeil. La veille enfin nous met en état d'agir librement, & de faire tel uſage qui nous plaît de nos ſens & de notre imagination.

On voit par-là ce que c'eſt que le *ſomnambuliſme* ; c'eſt proprement un ſonge qui ſuſpend toute ſenſation, mais dans lequel l'imagination conſerve toute ſa force, ce qui fait que nous agiſſons de même que ſi nous étions éveillés.

Le ſomnambuliſme differe de la veille, en ce qu'il ſuſpend l'exercice de tous les ſens. Un ſomnambule ne voit, ni n'entend, ni ne goûte, il n'apperçoit aucun objet ; mais il agit d'ailleurs comme un homme qui eſt éveillé.

Y a-t-il dans le cerveau un centre auquel les nerfs qui ſont l'organe du ſentiment aboutiſſent, & ne ſeroit-ce point son obstruction qui suspend les sensations ? Mais tous les nerfs destinés à faire mouvoir les membres, sont également doués de sentiment. Comment donc se peut-il faire qu'ils servent au mouvement, & qu'ils ne soient d'aucun usage pour l'exercice des sens ? Seroit-ce que l'ame détourne son attention des organes des sens, des yeux, des oreilles, de la peau, &c. pour la donner toute entiere au mouvement des fibres médullaires du cerveau dont dépend l'imagination ? La même chose arrive dans l'apoplexie & le carus, avec cette différence qu'elle n'agit point sur les membres des apoplectiques, & qu'elle agit par l'entremise des muscles dans les somnambules. Ces deux maladies ont cela de commun, qu'après que l'accès est passé, le malade ne conserve aucune idée de ce qui lui est arrivé. Par exemple, un homme qui tombe en apoplexie, en syncope, un somnambule, un épileptique, ne se souvient pas plus de ce qui s'est passé dans ce petit espace de sa vie, que s'il n'avoit point existé, ou n'en conserve qu'une idée confuse, encore même faut-il que l'accès soit léger.

Si les ſenſations ſont confuſes dans les noctambules, en revanche leur imagination eſt extrêmement vive, & de là vient qu'ils s'acquittent avec infiniment plus d'adreſſe & de ſagacité de ce qu'ils font que les perſonnes éveillées. Par exemple, un écolier ſomnambule compoſe & verſifie beaucoup mieux en dormant que lorſqu'il eſt éveillé; les Maçons & les Couvreurs marchent plus hardiment ſur les toits, mais il eſt dangereux de les éveiller. Ils s'éveillent difficilement, car le ſommeil des ſomnambules eſt plus profond que celui des perſonnes ſaines, mais cependant plus léger que l'aſſoupiſſement des cataleptiques.

1. *Somnambuliſmus vulgaris*; Somnambuliſme ordinaire. L. P.

L'aſſoupiſſement dont cette eſpece eſt accompagnée, eſt moins profond que dans le ſomnambuliſme cataleptique.

Il y en a une plus légere que l'autre. Dans la premiere le malade ne quitte point le lit, mais il s'agite & parle. Il s'en trouve qui tirent l'épée & s'eſcriment, qui bandent un piſtolet & le tirent, s'imaginant qu'ils ont affaire avec un ennemi ou des voleurs, ce qui est aussi dangereux pour eux que pour ceux qui les approchent.

D'autres se levent, s'habillent, allument leur chandelle, cherchent des clous, ouvrent les portes, descendent dans la cave pour tirer du vin, ou font telle autre manœuvre semblable sans s'éveiller. D'autres s'asseyent sur la fenêtre, s'imaginent être à cheval, & donnent des talons pour le faire aller plus vîte. Il y en a qui traversent des rivieres à la nage, & cela les yeux ouverts & sans s'éveiller. Cette conduite les expose à quantité de périls, lors sur-tout qu'on a l'imprudence de les éveiller subitement, ainsi qu'on peut en voir quantité d'exemples dans Hildanus, *centur.* 2. *obs.* 84 & 85.

On peut mettre au nombre des causes de cette maladie, l'ivresse, les soupers trop abondans, les alimens flatueux & difficiles à digérer, la trop grande quantité de hardes, de dormir sur le dos la tête basse, l'usage de l'opium, de la graine de chanvre, l'étude après le souper, le sommeil avant que la digestion soit faite.

On voit par-là les moyens dont on peut ſe ſervir pour prévenir les accès de cette maladie ; mais lorſqu'elle eſt héréditaire , ou de naiſſance , elle eſt extrêmement difficile à guérir. *Maffey* prétend qu'un vieillard en a été guéri par le moyen de l'électriſation. On peut encore mettre un baquet plein d'eau auprès du lit du ſomnambule , de façon qu'il ne puiſſe ſe lever ſans ſe plonger dedans , afin que la froideur de l'eau le réveille. Un autre expédient eſt d'apoſter quelqu'un , qui feignant d'être ſomnambule lui-même , accompagne le malade à grands coups d'eſcourgée ; mais il faut avoir ſoin de bien barricader les fenêtres , de peur qu'il ne ſe précipite , comme cela eſt ſouvent arrivé.

Voyez ſur cette maladie la *diſſertation* de Zwinger , les obſervations curieuſes du P. Bougeant , *tom. 3. pag. 256.* la theſe de *Gaſtaldy* , &c.

2. *Somnambuliſmus catalepticus* , *Catalepſis delirans* , Act. Acad. d'Upſal , *année 1742. pag. 41. & Mém. de l'Acad. de Paris 1742.* Somnambuliſme cataleptique.

C'eſt une eſpece qui commence &

finit par un accès de catalepsie. *Voyez* catalepsie.

Un Médecin confia à mes soins sa femme âgée de 24 ans, habituellement bien réglée, laquelle ayant reçu une injure d'un paysan, étoit tombée dans une maladie périodique, que la plus légere affection de l'ame augmentoit, & dont chaque paroxysme duroit demi-heure ou une heure. Cette femme perdoit tout-à-coup l'usage de tous ses sens, comme il arrive dans la catalepsie accompagnée de délire, avec cette différence cependant, que, depuis le commencement jusqu'à la fin du paroxysme, elle continuoit d'exprimer par ses gestes & par ses paroles les différentes affections de son ame. Assise sur son lit, elle s'imaginoit appercevoir son ennemi dans la personne d'un Chirurgien qui lui paroissoit entrer dans sa chambre, elle faisoit effort pour se jeter sur lui; ensuite appercevant son ombre peinte sur la muraille opposée, & la voyant répondre aux différentes situations de la chandelle, elle la suivoit, se fâchoit contre elle, sans voir ni entendre son mari qui lui parloit, & ſans donner aucun ſigne de ſenſation, quoiqu'on la piquât & qu'on l'agaçât de toute maniere. Ces paroxyſmes parurent pendant pluſieurs mois. Les ſaignées abondantes, les bains, les rafraîchiſſans furent inutiles. Elle ſe trouva mieux à Montpellier où elle étoit éloignée de l'objet de ſa colere, les paroxyſmes étoient beaucoup moins fréquens; enfin la promenade & les divertiſſemens lui rendirent la ſanté. Les doigts, les mains & les bras conſervoient dans les paroxyſmes, la ſituation qu'on leur imprimoit, phénomene qui n'a point été obſervé dans une pareille maladie décrite depuis peu par l'*Ill. Lorry*, D. M. de Paris. Je crois cependant que cette maladie a eu lieu de tout temps; mais qu'elle n'avoit été obſervée par perſonne, avant que j'en expoſaſſe l'hiſtoire. Voyez *les Mém. de l'Acad. Royale des Sciences*: voir & obſerver ſont deux choſes très-différentes.

ORDRE SECOND.

MOROSITATES; BIZARRERIES.

CE qu'on appelle *bizarrerie* n'eſt autre choſe qu'une dépravation de la volonté ou de la *nolonté*. Un *bizarre*, un *capricieux*, un *volontaire*, (*moroſus*) eſt un homme qui déſire comme un bien réel ce qui ne l'eſt point, ou qui évite comme un mal ce qui lui eſt réellement avantageux.

On appelle *bien* ce qui améliore notre état & nous rend plus parfaits, & *mal* ce qui produit un effet contraire. Un homme parfait eſt celui qui agit directement pour la fin pour laquelle il a été créé. Les moyens qu'on emploie pour l'obtenir ſont autant de fins ſubordonnées à la premiere, & c'eſt elles qu'il doit avoir en vue dans toutes ſes actions; car celui qui ſe propoſe une fin, emploie naturellement les moyens néceſſaires pour l'obtenir. Notre derniere fin eſt inconteſtablement le ſalut éternel; les autres fins intermédiaires sont les biens de l'ame, du corps & de la fortune, dont la jouissance contribue aussi à notre bonheur temporel.

Nous n'agissons jamais que pour quelque fin, & sans quelque motif raisonnable ou erroné. La raison nous dicte de préférer un grand bien à un moindre, & quiconque préfere un bien léger, court, passager à un autre plus grand, plus constant & plus durable, agit par un motif erroné. Celui qui guidé par un pareil motif, conçoit un désir ou une aversion trop grande pour une chose, est ce qu'on appelle un homme bizarre, vu qu'il préfere un petit bien à un grand, ou ce qui revient au même, le mal au bien, ou un mal réel à un bien véritable. *Hippocrate* dans ses aphorismes, appelle *bien* ce qui nous délivre d'un mal plus grand, quelque désagréable qu'il puisse être. Par exemple, l'amputation d'un bras est en soi un mal extrêmement douloureux; cependant elle devient un bien pour nous, lorsque le bras est sphacélé, & qu'on ne peut le conserver sans perdre la vie. De même le sucre est une chose bonne

bonne en elle-même à cauſe de la douceur que nous y trouvons, mais il devient mauvais lorſqu'il nous cauſe des vers & des maladies; & l'on doit préférer la douceur conſtante qui accompagne la ſanté, à la douceur paſſagere que l'on trouve dans le ſucre.

Il s'enſuit donc que nos appétits ſont déréglés, & que nous ſommes bizarres, lorſque nous portons un faux jugement de la bonté ou de la méchanceté d'un objet; par exemple, lorſque nous préférons un bien léger à un grand, le ſenſible à l'intellectuel, ce qui eſt paſſager à ce qui eſt durable. Notre erreur vient du peu de connoiſſance que nous avons de l'objet, & de ce que nous nous méconnoiſſons nous-mêmes. A proprement parler nous ne devons appeller *bien* que ce qui nous rend plus parfaits ou moins imparfaits : il faut donc commencer par connoître ce qui nous manque, pour ſavoir ce dont nous avons beſoin; je veux dire, que nous ne devons déſirer que ce qui eſt un bien à notre égard & dans certaines circonſtances, quand même il ſeroit nuiſible dans d'autres. Par exemple, l'émétique qui nuit à un homme qui se porte bien, lui devient salutaire dans certaines maladies & dans certaines circonstances ; & l'on doit regarder comme capricieux & bizarre celui qui refuse de le prendre, lorsqu'il y a lieu de croire qu'en le prenant il recouvrera la santé, & qu'il perdra la vie s'il refuse de le prendre.

J'appelle biens sensibles les plaisirs des sens, par exemple, celui que l'on trouve à satisfaire la faim, la soif, les désirs amoureux. La nature, en nous procurant ces plaisirs, n'a eu d'autre but que de nous engager à veiller à la conservation de notre individu, & à perpétuer notre espece dans le temps qui convient. Celui donc qui se propose pour fin un plaisir qui n'est qu'un moyen pour obtenir un plus grand bien, doit passer pour un voluptueux, un glouton, un ivrogne, un débauché. Ces sortes d'erreurs, lorsqu'elles ne nuisent point directement à la santé, ne sont que des erreurs *morales*, & non point bizarres, lesquelles ne sont point du ressort de la Médecine, quoiqu'elles donnent lieu à une infinité de maladies.

Il y a deux ſortes de principes des hallucinations & des bizarreries ; l'un corporel, lequel conſiſte dans le vice des organes ; l'autre ſpirituel, qui n'eſt autre qu'une erreur de l'ame. Par exemple, le principe du ſatyriaſis, n'eſt autre que l'acrimonie de la ſemence, & la trop grande ſenſibilité des fibres nerveuſes. L'acrimonie de la ſemence peut être occaſionnée par les mets de haut goût, par l'uſage des liqueurs ſpiritueuſes, & la ſenſibilité des parties génitales, par des idées & des images laſcives qui ſe préſentent ſouvent à l'imagination, & dont l'ame ſe repaît. Il s'enſuit donc que ces maladies ſont ſouvent occaſionnées par des cauſes *matérielles & morales*, & par conſéquent qu'on doit employer pour les guérir des remedes de l'une & de l'autre eſpece. C'eſt donc à tort que les Médecins mépriſent les ſecours moraux, & négligent d'en faire mention dans les inſtitutions de l'Art. *Boerhaave* eſt tombé dans la même erreur, & cette erreur eſt d'autant plus blâmable, qu'elle fournit des armes aux Matérialiſtes, & paroît les favoriſer. Elle conſiſte en ce qu'il ne fait aucune mention de l'ame dans la définition qu'il donne de la maladie. L'état individuel de l'ame, dit-il, se ressent toujours de celui du corps, d'où il s'ensuivroit qu'elle n'a aucun empire sur les passions, que les secours moraux ne sont d'aucune utilité dans la Médecine; ce qui est démenti par l'expérience journaliere, & par le sentiment même de *Boerhaave*, qui dit dans l'Aphorisme 104. qu'il y a des secours moraux & certains raisonnemens qui calment les passions, en en excitant d'autres toutes contraires, en distrayant l'ame de l'attention qu'elle y donne, & en ralentissant la trop grande impétuosité du sang. Il est certain que l'ame a beaucoup de pouvoir pour changer l'état du corps, mais il est faux que le sien en dépende absolument & que sa condition soit nécessairement assujettie à la sienne.

Il y a des bizarreries qui sont accompagnées de passions vives, il y en a d'autres qui sont jointes à des passions tristes & languissantes. Les passions vives, comme la colere, la joie, la convoitise, dépendent pour l'ordinaire de la trop grande force, de la trop grande tension, & de l'élasticité excessive des fibres nerveuses, & de la trop grande activité du fluide nerveux. Les passions languissantes comme la crainte, l'abattement d'esprit, l'ennui, l'inappétence, la froideur qui accompagnent la maladie du pays, l'appétit bizarre, la stupidité, le défaut de mémoire, paroissent dépendre de la foiblesse de la moelle du cerveau & des fibres nerveuses, qui se distribuent dans les organes, de l'appauvrissement & de l'inertie des fluides.

Il est aisé de connoître par ce que j'ai dit ci-dessus lequel de ces deux principes occasionne la bizarrerie; car si la maladie a été précédée de soucis cuisans, de veilles, d'études nocturnes, de la bonne chere, de l'usage des liqueurs spiritueuses, des aromates, des épiceries, il y a tout lieu de croire que les fibres pechent par leur sécheresse, leur élasticité & leur sensibilité; & cette sensibilité, jointe à leur mollesse & à leur ténuité, suppose en elles une *tendresse* qui a lieu dans les jeunes filles & dans les sujets hystériques; de là s'enſuivent la légéreté, l'inconſtance de l'eſprit, la diſpoſition au délire, à la crainte, au déſeſpoir. Un Médecin qui a affaire à de pareils ſujets, doit employer les careſſes, les friandiſes, ranimer leur eſpérance par des promeſſes flatteuſes, fortifier ceux qui ſont foibles avec des cordiaux, donner du caſtoreum aux hyſtériques, & du vin à ceux qui relevent de maladie.

La trop grande ſenſibilité des fibres, jointe à leur fermeté & à leur force produit leur *irritabilité*, laquelle a lieu dans les maniaques, dans ceux que la crainte a ſaiſis, dans les ſujets féroces, ruſtres, dans les phrénétiques. Une pléthore émue, la fievre aiguë, le vin, une douleur violente, jettent l'ame dans des agitations qu'il convient d'appaiſer par la ſaignée, une nourriture douce & rafraîchiſſante, le ſommeil, le repos, l'obſcurité, le ſilence, les narcotiques, & après que la fievre eſt paſſée, avec des bains & des fomentations. Cette irritabilité eſt extrême dans les hydrophobes, & dans ceux qui ont mal à la tête. Le moindre petit bruit ſourd que l'on fait en parlant ou en marchant, le moindre rayon de lumiere suffisent pour augmenter les douleurs de ceux qui ont un mal de dent, la goutte, l'ophtalmie, & pour renouveller leurs cris & leurs anxiétés.

L'ame, une fois convaincue de sa foiblesse, se livre à la crainte, à la pusillanimité, à l'abattement, à la tristesse. Quelques Auteurs, entr'autres *Kloeckhoff*, attribuent toutes les maladies de l'ame à la foiblesse de la moelle du cerveau, & elle a principalement lieu dans les affections dont nous parlons, témoins la pusillanimité, l'inconstance, ce penchant au ris & aux pleurs, ces délires, ces égaremens de l'imagination auxquels sont sujettes les accouchées qui ont souffert de grandes pertes de sang, les femmes affoiblies par une maladie chronique, par le trop grand usage des cathartiques, les hommes délicats épuisés par le chagrin, des études assidues, le défaut d'exercice, le trop grand usage des femmes, la salivation mercurielle, &c.

Il faut à ces sortes de malades des analeptiques qui puissent rétablir leurs forces, des alimens succulens, du vin, du repos, un exercice modéré, un séjour agréable, des objets qui les distrayent ; ils doivent s'abstenir de tous les remedes évacuans, & n'user d'opium qu'avec beaucoup de ménagement.

A l'égard des maladies de l'ame, lesquelles sont presque toujours occasionnées par le désir d'un bien, ou par l'aversion d'un mal sensitif, un Médecin doit savoir, qu'à moins que l'affection ne soit violente, il dépend toujours de lui de modérer ces désirs, en présentant à l'esprit d'autres biens, en reveillant en lui des idées contraires aux premieres. Nous voyons par exemple que les biens physiques touchent très-peu ceux qui aspirent aux biens intellectuels, tels que la vertu, la piété, la science. Il doit donc tâcher d'inspirer à ses malades du mépris pour les plaisirs des sens, leur en faire sentir le danger, l'instabilité, les suites funestes qu'ils ont par rapport à la santé. Si ces moyens ne suffisent pas pour calmer la douleur & le chagrin du malade, il doit exciter en lui le désir de quelque autre bien ; par exemple, le détourner de l'objet dont il eſt épris par l'entretien de quelques amis, le faire jouer, l'inviter à des repas, le mener aux ſpectacles, lui procurer les plaiſirs de la chaſſe, de la muſique, en un mot, le diſtraire de ſon chagrin par tous les moyens poſſibles.

Si ſon malade eſt plongé dans les plaiſirs corporels, il doit lui repréſenter que l'homme eſt né pour aſpirer au ſouverain bien, à un bien qui embraſſe tous ceux dont il eſt capable de jouir, & qu'il n'y en a aucun qui ſoit préférable aux biens de l'ame, ni qui ſoit plus digne d'occuper une ame bien née.

Il eſt bon cependant d'obſerver que les autres maladies de cette claſſe dépendent de la mauvaiſe diſpoſition des organes, & qu'on ne peut les rétablir que par les remedes. Par exemple, l'appétit bizarre eſt occaſionné par un acide caché dans l'eſtomac; la fureur utérine, par l'acrimonie de la ſemence. Il y en a d'autres qui proviennent de cauſes morales, comme le pica, dont le but eſt de ſe procurer une pâleur que l'on regarde comme une beauté; la fureur utérine, qui est l'effet d'une imagination lascive & d'un penchant pour les plaisirs charnels. Ces causes sont souvent combinées dans la même maladie, & alors il convient d'employer tout à la fois les remedes physiques & les remedes moraux.

VII. *PICA ; Appétit dépravé, goût bizarre*, appellé *Picaceus appetitus*, par Roderic de Castro, *lib.* 3. *Picatio*, par les Barbares ; *Cizza, pitta, malacia, chittesis*, par les Grecs ; en François, *Appétit bizarre*.

Cette maladie consiste dans une aversion pour les alimens ordinaires, & dans un appétit pour ceux qui sont inusités & nuisibles.

Il y a deux symptomes qui constituent *le pica* ; le premier est proprement ce qu'on appelle *cacositie* & *apositie*, en Latin *cibi fastidium*, inappétence, dégoût ; lorsqu'il est seul, & qu'il n'a point pour objet des alimens inusités, il ne differe presque point de la *nauſée*, & approche beaucoup de *l'anorexie*; mais il eſt ſouvent accompagné d'un appétit pour des choſes abſurdes; car celui qui a de l'averſion pour les alimens ordinaires, eſt obligé d'avoir recours à ceux dont on ne fait aucun uſage, ou qui ſont inuſités; je m'explique. Il y a des alimens nuiſibles aux perſonnes ſaines, comme la chaux, le charbon, le vinaigre, les araignées, les poux. Il y en a d'autres qui n'ont aucune qualité nuiſible, mais dont certaines perſonnes, ſur-tout les femmes groſſes ſont ſi avides, que lorſqu'on les leur refuſe, elles tombent dans des inquiétudes ſi grandes, que leur fruit en eſt ſouvent marqué, ainſi que l'obſerve *Hippocrate*. Je connois une femme qui, lorſqu'elle eſt enceinte, ne mange que du pain bis, le plus noir qu'elle peut trouver; une autre, qui ſe leve la nuit pour manger dix harengs cruds. On en a vu qui n'ont vécu pendant neuf mois que de limons; je ne dis rien de celles qui ont mordu des hommes juſqu'à leur emporter la chair. Il s'en eſt trouvé qui ont mangé de l'excrément humain, témoin cette fille dont parle Zacutus Lusitanus *cent.* 304. *lib.* 3. qui lorsqu'elle ne pouvoit satisfaire son envie, étoit attaquée de douleurs lancinantes dans le cœur. Vous trouverez un pareil exemple dans Ettmuller, *de Picâ, seu Malaciâ, pag.* 88.

Le dégoût que l'on a pour certains alimens vient, ou du mauvais goût qu'on y trouve, ou de ce que l'estomac ne peut les supporter. Ce qui les rend désagréables au goût, c'est la salive qui se mêle avec leurs molécules, avant qu'elles ayent touché les houpes nerveuses de la langue, c'est ce mélange qui leur donne le mauvais goût que l'on y trouve. Il arrive la même chose dans l'estomac, lequel, quoique dénué de goût, ne laisse pas d'avoir un tact, ou une espece de sentiment obscur, qui lui fait rejeter les alimens imprégnés d'une pareille salive, ou du suc de viandes gâtées. De là cette aversion qui a lieu dans les organes du goût, de même que dans ceux de la digestion; c'est elle qui inspire à un homme du dégoût pour les alimens ordinaires, & le porte à rechercher le sel, la terre, les harengs, le ſuc de limon, &c. juſqu'à ce qu'il en ait trouvé quelqu'un qui lui plaiſe. J'ai vu une femme enceinte ruminer des mois entiers dans ſon eſprit ce qu'elle mangeroit, ſans rien trouver de ſon goût. Elle déſiroit paſſionnément ce qu'elle ne connoiſſoit point; par où l'on voit, quoi qu'en diſe le proverbe, qu'on peut déſirer une choſe ſans la connoître. Par exemple, les chiens ont envie du chiendent ſans ſavoir ce que c'eſt; & lorſqu'ils l'ont trouvé, ils s'en gorgent. C'eſt ainſi encore qu'un enfant qui ne fait que de naître, court à la mamelle; & que ceux qui ont atteint l'âge de puberté, ſoupirent après les femmes avant d'avoir eu aucun commerce avec elles.

Voici les différentes eſpeces de Pica:

1. *Pica infantilis*; Pica des enfans. L.

Rien n'eſt plus ordinaire, ſur-tout parmi le bas-peuple, que de voir des enfans cocachymes, âgés de trois ou quatre ans, qui arrachent furtivement & par poignées la terre & le mortier des murailles, & l'avalent en cachette pendant des mois & des années entieres, imitant en cela les oiſeaux de baſſe-cour, entr'autres les poules, qui cherchent dans le fumier le gravier, le ſable dont elles ont beſoin pour pouvoir digérer les alimens & les broyer dans leur goſier, qui eſt cartilagineux. Ces ſortes d'enfans ont l'eſtomac foible, & enclin à des ſaburres aceſcentes, & ils cherchent par un inſtinct naturel des ſubſtances abſorbantes, propres à corriger ce vice. C'eſt la nature elle-même qui leur indique ce remede, comme elle indique aux chiens à manger du chiendent, & à le rejeter pour évacuer les ſaburres viſqueuſes qu'ils ont dans l'eſtomac.

Comme cette médecine naturelle eſt inſuffiſante par elle-même, l'art doit la ſeconder, & employer les cathartiques, les amers, les toniques, comme le rhapontic, l'aloès, ou le séné dans une infuſion amere, anti-acide d'abſinthe, de petite centaurée, de germandrée. On y joindra des ſtomachiques propres à corriger le vice de la ſalive, & du ſuc gaſtrique, comme la poudre cachectique d'*Hartmann*, laquelle eſt compoſée avec les yeux d'écreviſſes, la limaille de fer, la poudre de cinnamome, le ſucre, &c. L'on peut rapporter à cette eſpece le pica cauſé par une gale répercutée. *Ettmuller. Colleg. conſult. caſ. 3.*

2. *Pica Chloroſitantium*; Pâles-couleurs. L.

Cette eſpece eſt familiere aux filles dont l'écoulement menſtruel ſe fait mal, ou ne ſe fait point du tout. Elle eſt accompagnée de pâleur, de triſteſſe, d'amour pour la ſolitude. Ce ſang excrémentitiel ſuperflu, ne ſauroit reſter dans le corps ſans ralentir la circulation, & ſans que la ſéroſité ſuperflue n'imprime à la ſalive & aux ſucs digeſtifs, une qualité ſouvent viſqueuſe & pituiteuſe, & ne les altere, ce qui fait que la ſalive devient inſipide, fade, & ne chatouille plus la langue; d'où s'enſuit l'inappétence pour les alimens ordinaires, & la néceſſité de les aſſaiſonner, de même que nous aſſaiſonnons avec du ſel, du vinaigre, du jus de limon, les viandes viſqueuſes, graſſes, inſipides, pour les rendre plus agréables au goût. De même les filles qui ont les pâles-couleurs, ſont avides de toutes les ſubſtances dont on ſe ſert pour aſſaiſonner les viandes, par exemple, du vinaigre, de l'huile, de la ſaumure, des liqueurs ſpiritueuſes, du poivre, du ſel, du hareng, &c. & y trouvent une ſaveur exquiſe. On pourroit appeller la premiere eſpece *Pica des abſorbans*, & la ſeconde, *Pica des aſſaiſonnemens.*

L'expérience nous apprend qu'on n'a pas plutôt rétabli le cours des menſtrues, fortifié l'eſtomac & les ſolides, qu'il ne s'engendre plus de pareille ſalive, ni de ſemblables ſaburres, & qu'après les avoir évacués par la purgation, la maladie diſparoît pour l'ordinaire.

Je renvoie à la mélancolie les caprices des femmes, qui uſant des alimens ordinaires, ſe plaiſent à certains objets de la vue & de l'odorat; par exemple, à compter les carreaux de vitre d'une fenêtre, les caſes d'un damier, les marches d'un eſcalier, & à flairer la pouſſiere qui s'éleve des chambres que l'on balaye. Nous apprenons de l'hiſtoire rapportée par *Ettmuller*, que le pica peut être occaſionné par une gale répercutée; des obſervations de

Stabelius, par le venin de la plique. La premiere produit la premiere eſpece; mais j'ignore celle que cauſe la ſeconde.

3. *Pica malacia;* Envie de femme groſſe. L.

La malacie, appellée par les Latins *mollities*, *effeminatio*, conſiſte dans l'habitude que l'on prend de ſatisfaire ſes déſirs, lors même que le raiſon s'y oppoſe. Les Grecs appelloient *malacos* ceux que nous nommons *enfans gâtés*, ce que nous diſons des perſonnes de l'un & l'autre ſexe, ſans égard pour l'âge qu'elles peuvent avoir, lorſque par l'effet d'une mauvaiſe éducation, les enfans s'obſtinent à ſuivre leur volonté, ſans vouloir écouter la voix de la raiſon.

Cette eſpéce de pica qu'on appelle *malacie*, provient d'un vice de l'eſprit, & differe des premieres eu égard à ſon origine, & quoiqu'elle ſoit très-familiere aux femmes enceintes, elle ne laiſſe pas d'attaquer auſſi les hommes, ſur-tout les enfans.

Les déſirs des perſonnes qui en ſont atteintes, ne ſe bornent point ſimplement aux alimens qui ne ſont d'aucun uſage; ils s'étendent encore ſur d'autres objets. Un jeune enfant de Montpellier ne faiſoit que languir & pleurer du matin au ſoir, il ne vouloit prendre aucune nourriture, & demandoit jour & nuit le perroquet d'un voiſin. La mere s'imaginant qu'il avoit envie de le manger, & craignant que ſon enfant ne mourût, l'achete, le tue, le fait mettre à la broche, & le préſente à ſon fils bien-aimé; il ſe met à pleurer plus fortement que jamais, & dit à ſa mere qu'il ne veut point le manger, mais l'entendre chanter. Voilà ce que c'eſt que la malacie. Telle étoit encore la maladie de cette femme qui avoit une ſi grande envie de mordre l'épaule de ſon boulanger, que le mari fut obligé d'obtenir de lui à prix d'argent, qu'il lui laiſſa paſſer ſon envie, vu qu'il n'y avoit point d'autre remede pour la guérir. On peut voir quantité d'autres exemples de cette eſpece chez *Sennert.*

Voici deux raiſons pour leſquelles les femmes enceintes ſont ſouvent attaquées de la malacie. La premiere eſt le vice de la ſalive occaſionné par les effluves de la ſemence virile, & par la ſuppreſſion des menſtrues, comme il arrive dans la chloroſe. La ſeconde raiſon eſt morale. Les femmes nouvellement mariées, lors ſur-tout qu'elles ont été élevées délicatement, ſont tellement gâtées par les careſſes de leurs maris & de leur parens qui attendent d'elles des enfans, qu'elles s'imaginent que tout leur eſt permis. L'averſion qu'elles ont pour les alimens ordinaires, & qui provient de la premiere cauſe, les porte continuellement à en chercher d'autres qui leur plaiſent, & elles veulent les avoir à quelque prix que ce ſoit. Leur déſir à cet égard eſt ſi violent, qu'il a donné lieu au proverbe, *qu'il ne faut rien refuſer à une femme groſſe*, de peur que ſon fruit ne ſoit marqué; & ce qu'il y a de ſurprenant, eſt que ces alimens, quoique mal-ſains par eux-mêmes, ne leur font jamais aucun mal. La malacie a lieu non-ſeulement pendant les quatre premiers mois de leur groſſeſſe, elle continue quelquefois juſqu'à la fin, & pendant tout ce temps-là, elles rendent tous les matins lorſqu'elles ſont à jeun, & preſque en touſſant, une mucoſité gluante, inſipide, qui leur fait ſoulever le cœur; elles rendent auſſi une grande quantité de ſalive gluante & inſipide; elles ſont d'ailleurs foibles, délicates, lâches, mauſſades. *Cælius Aurelianus* rapporte à ce genre de maladie cette envie horrible à laquelle il donne le nom de *mattachiſme.*

Le pica des femmes enceintes differe des autres, 1°. en ce que celles qui en ſont atteintes déſirent des alimens inuſités, mais qui n'ont rien d'abſurde; 2°. en ce qu'elles déſirent tantôt une choſe & tantôt une autre; 3°. en ce qu'elles ne s'en trouvent preſque jamais mal.

4. *Pica anti-ſcorbuticorum;* Pica des anti-ſcorbutiques. L.

Il y a pluſieurs ſujets qui appetent certains remedes qui leur conviennent, ce qui fait croire à leurs Médecins qu'ils ont le pica. La plupart appetent des alimens anti-ſcorbutiques, des antidotes contre l'acrimonie du ſang, contre ſa putréfaction alkaline, & propre à calmer ſon agitation. J'ai connu une fille, à qui le ſcorbut avoit fait perdre toutes ſes dents, qui vécut pendant ſix mois & plus de pommes, qui eſt un fruit excellent pour le ſcorbut. J'ai encore connu une femme de condition attaquée d'une hémiplégie ſcorbutique imparfaite, laquelle prit pendant un an des remedes qui ne firent qu'aigrir ſon mal. Etant allée dans l'automne à la campagne, elle recouvra peu-à-peu ſes forces & l'uſage de ſes membres au moyen des poires vertes qu'elle mangea, contre l'ordonnance expreſſe de ſon Médecin. Son ſcorbut étoit ſi caché, que ſon Médecin ordinaire ne ſoupçonna jamais qu'elle l'eût, cependant ſon mari & deux enfans qu'elle avoit en moururent. Je mets dans le même rang quantité de perſonnes, qui par un effet de l'acrimonie & de la chaleur exceſſive de leur ſang, mangent des citrons, des oranges, boivent continuellement du vinaigre & autres choſes ſemblables, auxquelles les anciens Médecins attribuoient l'inappétence, la pâleur & les obſtructions de ces ſortes de ſujets. Je regarde ces ſortes d'alimens & de boiſſons comme des remedes pour ces maladies cachées, dont l'usage est néanmoins plus sûr lorsqu'il est dirigé par l'art que par la nature. Il y a peu de personnes attaquées de maladies chroniques, qui ne se flattent de guérir au printemps ou dans l'automne, en mangeant des cerises & du raisin ; & il n'est pas douteux que ces fruits ne puissent leur être extrêmement salutaires.

5. *Pica voluntaria* ; Envies bizarres. L.

C'est celle que les filles du commun & sans expérience contractent souvent par les mauvais conseils de leurs amies. Celles-ci leur persuadent qu'il n'y a rien de meilleur pour devenir blanches & pour embellir leur teint, que de manger du charbon, de la terre, de la saumure, & autres alimens absurdes, lesquels leur affoiblissent l'estomac, leur causent des obstructions, suppriment leurs menstrues, & elles en viennent insensiblement au point de manger les choses les plus sales. Une fille m'a avoué qu'elle avoit mangé jadis avec un plaisir infini la croûte qui s'attache aux murailles des latrines. *Zacutus* en a connu une qui, ayant par mégarde goûté ses excrémens, en fit dans la suite sa nourriture la plus favorite, au point qu'elle ne pouvoit s'en passer sans être malade. Il y en avoit une autre qui mangeoit jusqu'à deux livres de sel par jour, ce qui lui attira une diarrhée bilieuse. Ses parens la tancerent, & lui firent prendre du lait de chevre chalybé qui la guérit. *Zacut. Lusitan. centur. 3. obs. 104 & 116.* On sait que les Hottentots s'occupent toute la journée à chercher leurs poux & à les manger; ils y trouvent autant de goût que les autres à manger des sauterelles. On peut voir sur cette affection le mot *malis* à la classe dixieme, & l'histoire des voyages aux articles des Hottentots & des Acridophages.

La plupart des Auteurs attribuent le pica au vice du suc gastrique, ou de la salive; mais on ne peut douter qu'elle ne doive son origine à une erreur du jugement & de la volonté, si l'on en excepte quelque espece, quoique Diemerbroeck, *anat. lib. 1. cap. 6.* prétende le contraire.

Un moyen presque sûr de guérir cette maladie, est de mêler avec les alimens qu'appetent ceux qui en ſont atteints, des médicamens amers, ou émétiques, ou cathartiques, afin de leur inſpirer de l'averſion pour eux.

6. *Pica ſimulata ;* Pica ſimulé.

J'ai vu deux Charlatans, dont l'un, pour gagner ſa vie & en impoſer à la populace, avaloit pluſieurs fois par jour ſept à huit cailloux de la groſſeur d'une noix ; ſon camarade en avaloit tout autant, & mangeoit de plus une quantité conſidérable de cette eſpece de pierre dont on bâtit les maiſons à Montpellier. J'ai moi-même ſenti les cailloux dans le ventre de l'un, mais je n'ai pu ſavoir s'il les rejetoit par la bouche ; ils paroiſſoient être dans les inteſtins. Le dernier, qu'on diſoit être un ſauvage, ne vivoit que de cailloux & d'eau-de-vie. A quoi ne porte point l'inſatiable faim de l'or ! On en voit d'autres, qui pour attirer l'admiration de la canaille, avalent du verre, des couteaux, &c. mais il leur en coûte ſouvent plus cher qu'ils ne penſent.

VIII.

VIII. *Bulimia ; Faim canine.*

C'eſt mal-à-propos, comme l'obſerve le Docteur *Ménjot*, qu'on rend ce mot, dont les Grecs ſe ſervent pour exprimer une faim exceſſive, par faim de bœuf (*fames bovilla*). Cette maladie eſt appellée par les Grecs *boulimiaſis*, *boulimos* & *xinorexia ; phagædena* par Cælius Aurelianus, & non point par Galien ; *lycorexis* par quelques-uns ; *boliſmus* par Gordon ; *fames canina*, *lupina*, *bovina* par les Scolaſtiques ; les malades faméliques, *famelici*.

La boulimie eſt une faim qui nous porte à manger au-delà de ce que notre eſtomac eſt en état de digérer.

La faim ordinaire ne nous porte à manger que la quantité d'alimens que nous pouvons digérer entre nos repas. La plus légere anorexie nous porte à faire choix des alimens, & à conſulter notre goût avant de les manger, & c'eſt ce choix des alimens qui diſtingue ce que nous nommons *appétit de la faim*. Dans la boulimie au contraire, on ne conſulte point ſon appétit, on mange ſouvent & plus qu'on ne peut digérer.

La quantité d'alimens ſolides & liquides qu'on prend journellement, lorſqu'on ſe porte bien, eſt environ la vingt-cinquieme partie du poids du corps, dont la moitié s'en va par les urines, l'autre par la tranſpiration, excepté la vingtieme partie qui ſort ſous forme d'excrémens. Nous ne mangeons pas plus en hiver qu'en été, mais nous buvons moins. Les jeunes-gens de Montpellier mangent environ 72 onces par jour, ſavoir 46 à dîner, & 26 à ſouper : le rapport moyen entre les viandes & la boiſſon eſt comme 1 à 2.

1. *Bulimia canina;* Faim canine, en grec *cynorexis.* A.

Dans cette eſpece on mange beaucoup, & l'on rend ce qu'on a pris ſans avoir pu le digérer.

Elle eſt cauſée par l'acrimonie des ſucs digeſtifs, & par l'irritabilité de l'eſtomac, leſquelles cauſent une ſenſation incommode que les alimens appaiſent quelque peu, d'où s'enſuit la faim; mais comme ces ſucs digeſtifs ne ſuffiſent point pour diſſoudre les alimens, & que l'eſtomac ne les garde pas aſſez longtemps, de là vient qu'on les rejette.

Ceux qui voyagent en hiver parmi la neige sont souvent attaqués de cette maladie, lors sur-tout qu'ils se nourrissent d'alimens âcres. Elle est funeste, lorsqu'elle succede à la quarte, à l'ascite & aux autres maladies chroniques.

On la guérit avec des sédatifs & des adoucissans. Les cathartiques & les émétiques, à moins qu'ils ne soient extrêmement doux, causent des dyssenteries & des cholera morbus; c'est-pourquoi il faut leur préférer les acidules, les tamarins, la casse. Les correctifs sont, ou absorbans, comme la craie, les yeux d'écrevisses, le corail, & peut-être aussi les alkalis, comme l'huile de tartre délayé dans beaucoup d'eau, lors sur-tout que les matieres tirent sur l'acide; ou huileux & gras, comme le beurre, le petit-lait, le lait même, l'huile d'amande douce; ou narcotiques & propres à calmer l'irritation de l'estomac, comme le vin pur, la thériaque, le safran, le laudanum; & si l'on en croit *Gesner*, on peut y joindre une légere infusion de graine de belladona dans du vin. *Forestus* s'est très-bien trouvé des pilules d'aloès; *Riviere* a employé avec ſuccès l'ambre gris, à la doſe de cinq à ſix grains.

La boulimie eſt une maladie chronique, qui eſt ordinairement ſuivie de la lienterie, de l'atrophie & de l'aſcite.

2. *Bulimia cardialgica*, en terme de vétérinaire *faim-valle*; *Boulimus* d'Ettmuller; *Fames bovilla* des Ecoles. A.

C'eſt une eſpece de boulimie accompagnée de cardialgie & de ſyncopes fréquentes. Les malades mangent peu, mais ils ne digerent point les alimens, & tombent continuellement en foibleſſe. Leur appétit eſt proportionné à l'envie extrême qu'ils ont de manger, mais il eſt bientôt ſatisfait, & ſuivi de dégoût & de lipothymie. C'eſt ainſi que *Menjot* la définit dans la diſſertation qu'il en a donnée.

Elle attaque ceux qui voyagent dans des lieux couverts de neige, témoin ce qui arriva aux troupes de *Cyrus* & de *Brutus*. *Avicenne* la définit une faim des membres avec ſatiété de l'eſtomac; & en effet, elle eſt cauſée par l'inanition du corps, & comme on dit, par la ſection des veines; mais comme l'eſtomac eſt indiſpoſé, il eſt auſſi-tôt raſſaſié, & ne peut digérer les alimens. Suivant *Hoffmann*, c'eſt une lipothymie continuelle cauſée par la faim, ou par le beſoin de nourriture; *Galien* la définit de même.

Cette eſpece de boulimie eſt accompagnée d'une irritation, de douleurs & de tiraillemens d'eſtomac; & de là vient qu'il rejette les alimens avant d'avoir pu les digérer, & que cette maladie eſt ſuivie de la lienterie. C'eſt ce qui l'a faite appeller par quelques Scolaſtiques faim de loup (*fames lupina*) ou *lycorexis*; mais c'eſt à tort qu'ils en font une eſpece diſtincte.

Les remedes indiqués dans cette boulimie ſont, les analeptiques, les cordiaux & les anti-ſpaſmodiques. Les cordiaux ont lieu dans la défaillance même, & la ſoupe au vin & la thériaque ſont ce qu'on peut employer de mieux. Je mets au rang des analeptiques les bouillons de poulet avec le riz & une tête de pavot, les panades légeres faites avec de la mie de pain & la chair d'un poulet, le bouillon de veau avec la mie de pain, le poiſſon, les gelées, le lait d'amandes; *Hecquet* conſeille les bouillons de tortues, & y joint le laitage & le laudanum. Plusieurs s'étonnent, & peu comprennent d'où vient qu'*Hippocrate* ordonne des saignées si fréquetes dans cette maladie. Ne seroit-ce point pour prévenir l'inflammation d'estomac ?

3. *Bulimia verminosa*, Trallien. *Morbus epidemicus Saragossæ fames dictus*, Forestus, *lib.* 21. *observ.* 28. Boulimie vermineuse. D.

Cette espece est causée par des vers, des tænia, & autres semblables insectes nichés dans l'estomac, lesquels consomment, à la vérité, une petite quantité de nourriture, mais irritent l'estomac; d'où s'ensuivent la puanteur de l'haleine, la fievre, les nausées, des douleurs vagues & poignantes dans le bas-ventre, des feux passagers au visage, des cardialgies causées par les vers qui rampent dans l'œsophage jusqu'aux narines, la diarrhée, le grincement des dents, l'assoupissement, les clameurs, &c.

On peut voir plusieurs histoires de cette maladie chez *Zacutus Lusitanus*, *lib.* 2. *Medicin. princip.* chez Schenckius, *lib.* 3. *obs.* 27.

Une infinité de perſonnes moururent à Saragoſſe de cette maladie ; on s'aviſa enfin de donner aux malades du bol d'Arménie, qui leur fit rendre quantité de vers, & les guérit radicalement. Cet abſorbant auroit-il corrigé cette matiere aigre-douce, qui ſert de nourriture à ces inſectes ? D'autres furent guéris avec des amers, des aloétiques ; quelques-uns par le moyen du ſyſimbrium aquatique, qui leur fit rendre le tænia.

4. *Bulimia eſurigo* ; Voracité. L.

C'eſt une eſpece de faim exceſſive, qui n'a preſque rien de morbifique. Ceux qui en ſont atteints, mangent deux, trois fois plus qu'à leur ordinaire, ſans avoir aucune indigeſtion. Les femmes groſſes, les perſonnes robuſtes, les gloutons, les jeunes gens qui font beaucoup d'exercice, les chaſſeurs, les ſoldats qui ont pati, ſont ſouvent dans ce cas. Je fus autrefois attaqué de cette boulimie enſuite d'une hémitritée, & je pris en peu de temps un embonpoint extraordinaire ; mais ma tranſpiration avoit une odeur de muſc inſupportable. *Rondelet* en fut auſſi attaqué pour avoir mangé trop d'épiceries. La même chose arriva à un ſoldat, à qui *Riviere* avoit ordonné l'abſinthe, pour guérir une anorexie à laquelle il étoit ſujet. *Voyez* ce que *Ramazzini* dit de l'uſage du quinquina, dans la tierce compliquée de boulimie, *conſtit. ann. 1690. n°. 10.*

5. *Bulimia addephagia*, Nenter, *tabul. 174. cap. 8.* Boulimie vorace.

C'eſt une faim exceſſive, ou plutôt une voracité, à laquelle les enfans ſont ſujets vers l'âge de quatre ans & au-delà. Elle eſt accompagnée d'atrophie, ſouvent de diarrhée, de l'enflure du bas-ventre, de pâleur, de foibleſſe, & de la molleſſe des chairs. Elle eſt ſouvent compliquée de vermine, & elle les conduit à diverſes maladies, lorſqu'on n'a pas ſoin de les aſtreindre à un régime convenable.

Cette voracité accompagne auſſi le rachitis. *Voyez* la cure de la phiſconie des enfans, de même que celle du rachitis, laquelle conſiſte dans l'uſage des martiaux, du rhapontic, du cinnamome, de la ſquine, &c.

6. *Bulimia convulſorum*, Muller, *de*

morbo spasmodico disputat. Haller, *tom. 1. pag. 79.*

Cette espece de faim canine eut lieu non-seulement dans la convulsion épidémique qui régna dans le Brandebourg en 1741, mais encore dans celles dont *Willis* & *Buddée* nous ont donné l'histoire, de même que dans l'éclampsie typhode, que *Sennert* rapporte à l'an 1597, laquelle, de même que les premieres, paroît être la même maladie que la convulsion de Suede. Dans celle du Brandebourg, les malades avoient une faim si dévorante, que ne pouvant se servir de leurs mains, ils mangeoient ce qu'on mettoit sur leur lit, le corps penché & la tête basse comme les brutes. Quelques-uns rendirent des vers par la bouche; mais il reste à savoir si cette boulimie n'avoit point quelqu'autre principe, & si elle n'étoit point l'effet du seigle niellé, dont les habitans s'étoient nourris. *Sennert* prétend que c'étoit une *faim de loup*, & qu'elle étoit compliquée de diarrhée.

7. *Boulimia ab acidis*, Mercurialis, *de ingenti fame, pag. 365.* Faim canine, causée par des aigreurs.

Cette espece se manifeste par un goût d'acidité dans la bouche, par un sentiment de corrosion dans l'estomac, par un vomissement de matiere pituiteuse, acide, par l'absence de la soif, & par le tempérament mélancolique du sujet. On la guérit par l'usage des rafraîchissans, des absorbans, & du sel de tartre.

IX. *POLIDIPSIA; Soif excessive.*

Cette maladie consiste dans un désir excessif de la boisson. Bonet, *Sepulchret. tom.* 2. l'appelle soif morbifique, (*Sitis morbosa*).

Elle provient d'un sentiment de sécheresse, de salure, & de chaleur dans la bouche, que la nature cherche à appaiser en buvant. On peut dire cependant que ce symptome est principalement occasionné par la mauvaise habitude que l'on prend de boire entre les repas, habitude qui est familiere aux jeunes gens de l'un & de l'autre sexe, lesquels ne sauroient se coucher sans boire; ce qui, entr'autres incommodités, trouble la digestion, & les rend sujets aux pâles-couleurs.

La polydipsie par elle-même est rarement une maladie, mais souvent un symptome accidentel de quelques-autres. Voici ses variétés :

A. *Polydipsia febrilis ;* Soif des fébricitans, appellée par Boerhaave, *Aphor. 613. Sitis febrilis.* B.

La violence de la soif, en supposant la sensibilité égale, est proportionnée à la sécheresse, à la chaleur, & à la salure de la salive. Or dans les fievres, sur-tout dans celles qui sont aiguës & bilieuses, telles que la tierce continue ardente, la tierce double, dans lesquelles la lymphe est épuisée par l'excès de la transpiration, l'usage des cathartiques, la diarrhée bilieuse, la salive est extrêmement seche; le frottement continuel que les vaisseaux éprouvent, le développement des particules ignées, joint à l'alcalescence du sang, excitent une chaleur excessive dans les paroxysmes; enfin, la concentration des principes salins, occasionnée par le défaut de véhicule, & dont la quantité augmente dans la fievre, augmente la salure, comme cela paroît par les expériences de *Langrish.* Il n'est donc pas étonnant que cette polydipsie ait lieu dans les fievres aiguës, vu que la boisson est nécessaire pour délayer le sang, pour tempérer la chaleur, & adoucir l'acrimonie des humeurs.

Lorsque la soif se calme tout à coup dans ces maladies, c'est un signe que le malade a perdu le sentiment, ce qui peut venir d'un délire, d'un coma, ou d'une foiblesse excessive, mais qui procede communément du délire. Lorsque la soif diminue peu à peu sans aucun signe de délire, & que le pouls devient moins fréquent, c'est un signe que le paroxysme & l'ardeur de la fievre diminuent, que le sang est atténué, & que la secrétion de la lymphe & de la salive commence à se faire.

Les remedes indiqués dans cette maladie sont, 1°. ceux qui font cesser la sécheresse, & diminuent par conséquent la viscosité de la salive & du sang, par où l'on voit qu'on doit préférer les chauds aux froids, ces derniers ne faisant que coaguler la salive. Je mets de ce nombre l'eau en forme de boisson, de vapeur, de fomentation, de gargarisme, dépitheme &c. laquelle a infiniment plus de vertu, lorsqu'on met cuire ou infuser dedans quelque végétal savoneux & nitreux, comme de l'orge, de l'avoine. 2°. Ceux qui appaisent la chaleur, comme les acides, les végétaux, entr'autres l'oseille, les groseilles, le limon, l'orange, la grenade, les pommes, les cerises, dont on fait de l'eau, de la gelée, les fossiles tels que le nitre, le cristal minéral, l'esprit acide du sel, du soufre, que l'on délaye dans une grande quantité d'eau. 3°. Ceux qui adoucissent l'acrimonie, comme les émulsions, les substances farineuses, la décoction d'orge, la crême de riz, les émulsions faites avec de la graine de citrouille, de laitue, de pavot, le petit lait.

Lorsque la soif est compliquée de foiblesse, on doit employer le vin, le vinaigre, la biere, l'eau de vie, &c. Comme la soif exige que le malade boive autant qu'il en a besoin, on ne doit point employer les narcotiques pour la faire cesser. Lorsque le malade a la toux, quoique la fievre soit aiguë, comme dans la pleurésie, il n'est que peu ou point altéré, ce qui n'empêche pas qu'on ne doive lui donner quantité de boiſſon délayante.

B. *Polydipſia hydropica*; Soif hydropique. C.

C'eſt celle qui accompagne l'aſcite, la phlegmaſie, l'hydropiſie de poitrine, le diabetès, l'hydropiſie ordinaire, & elle provient de ce que le ſang eſt dépouillé de ſa lymphe, de ce qu'elle s'eſt jetée dans quelque cavité, ou s'eſt évacuée par les urines ou par les ſueurs.

Dans ces ſortes de maladies, la ſoif eſt occaſionnée par la ſécherеſſe & l'acrimonie de la ſalive; celle-ci eſt proportionnée à la ſécherеſſe, car les principes ſalins étant dénués de ſéroſité, ſe concentrent davantage, & acquiérent plus d'activité.

Il faut prendre garde, en voulant appaiſer la ſoif des aſcitiques, de ne point leur donner de l'eau en trop grande quantité: on augmenteroit par là la laxité des ſolides & la ſéroſité extravaſée; c'eſt pourquoi il faut les engager à la ſupporter ou ſe contenter de la calmer. On peut y parvenir en leur mettant ſur la langue de petites rouelles de fruits acides, de la gelée ou du rob de cerise, de coing, de groseille, de limon, du sirop de verjus, de limon, en leur faisant tenir dans la bouche une balle de plomb, ou par le moyen d'une tisane légérement apéritive faite avec la racine de chiendent, d'oseille, de fraisier.

Les remedes indiqués dans la soif occasionnée par le diabetès, la dysurie, sont le petit lait acidulé, le lait coupé avec l'eau de chaux.

C. *Polydipsia fluxuum.* L.

Les flux dans lesquels la soif est la plus fréquente & la plus violente, sont, la dyssenterie, le diabetès, la diarrhée bilieuse, le ptyalisme, la perspiration excessive.

La dysurie que causent les vésicatoires, est accompagnée d'une soif excessive. Ces sortes de remedes dessechent si fort la langue, & occasionnent une soif si excessive, sur-tout dans les adultes dont l'esprit n'est point aliéné, qu'on ne peut la calmer qu'en faisant continuellement gargariser les malades avec de l'eau. Cette soif dure environ trois jours plus ou moins, selon que le ſel âcre des cantharides ſe ſépare plus tôt ou plus tard, & en plus ou moins grande quantité de la maſſe du ſang. Elle diminue enſuite peu-à-peu. Baglivi, *de incommodis ab uſu veſicantium*, *cap.* 2, l'appelle *ſitim-veſicantium.*

L'iſchurie, à cauſe du mélange de l'urine avec le ſang, eſt accompagnée d'une ſoif inexprimable, d'une chaleur exceſſive, de la ſéchereſſe de la langue, de maniere que le malade a peine à parler. Il tombe enſuite dans un délire accompagné de tremblement, qui eſt bientôt ſuivi de la mort. On appaiſe cette ſoif avec des potions nitreuſes, & des remedes propres à guérir l'iſchurie, tels que les bains, les demi-bains, les fomentations.

D. *Polydipſia à veneno ; à morſu dipſadis ex* Lucano, *à calce vorata.* A. Soif exceſſive cauſée par un poiſon ; par la morſure d'un petit ſerpent très-dangereux dont parle *Lucain* ; par la chaux vive priſe intérieurement.

XI. *ANTIPATHIA ; Antipathie.*

Elle consiste dans une aversion naturelle pour certains objets, qui fait qu'on ne peut les goûter, les voir, les toucher, ni même en entendre parler, qu'on ne tombe aussitôt en défaillance, & qu'on ne soit attaqué d'un vomissement, de spasmes & d'autres symptomes semblables.

Il y a des antipathies dont on peut rendre raison, mais il y en a d'autres dont on ignore absolument la cause. Les premieres sont celles que l'on a pour des objets nuisibles ou désagréables. Par exemple, l'horreur que l'on a pour les cadavres, pour les opérations de Chirurgie, pour le supplice des malfaiteurs, pour le meurtre, naît d'un sentiment de commisération. De même celle que Jacques Premier avoit pour une épée nue, la peur que quelques personnes ont du tonnerre, & qui leur cause la diarrhée & des défaillances, celle que l'on a des orages, des serpens, des araignées, &c. est à la vérité mal fondée, mais en même temps excusable, vu que ces choses sont nuisibles, ou passent pour telles.

De même, celle que quelques personnes ont pour le fromage, les anguilles, le pain, le vin, les fraises, les œufs, à cause qu'ils leur ont fait du mal, par exemple, parce qu'ils ont teté une nourrice dont le lait étoit caseux & grumelé, ou parce qu'ils en ont été incommodés pour en avoir mangé à contre-temps, en trop grande quantité; cette antipathie, dis-je, quoiqu'excessive, est fondée sur un souvenir confus des effets que ces choses ont produit, & sur la crainte qu'on a de les éprouver de nouveau.

Mais il y a d'autres antipathies qu'on ne peut expliquer, qu'en supposant, comme on dit, une idiosyncrasie particuliere dans ceux en qui elles se trouvent, ou, pour m'expliquer plus clairement, dont il faut absolument deviner la cause. Telle est celle que l'on a pour les chats, les souris, les roses, les grenouilles, &c. Ne viendroit-elle point de ce que les effluves qui en émanent venant à se mêler avec les humeurs de celui qui les craint, composent une tierce substance, qui est un poison pour lui, de même que le mercure mêlé avec un acide marin, compose le sublimé corrosif? Ne viendroit-elle point aussi des fables dont on berce les enfans au sujet des qualités nuisibles de ces sortes d'objets, de même qu'au sujet des sorciers, des larves, des lémures, du venin des chauves-souris, des serpens ordinaires, des escarbots &c. qui n'ont rien de malfaisant par eux-mêmes?

Antipathia humana, Zwingeri, *dissertat. 1.*

L'Auteur que je viens de citer rapporte une infinité d'exemples d'antipathies pour les odeurs, les couleurs, les sons, les saveurs, qu'il est inutile d'insérer ici, vu qu'elles reviennent toutes au même, & qu'il est naturel, par exemple, que celui qui hait la saveur du fromage, ne puisse en supporter ni la vue ni l'odeur, quelque soin qu'on ait de lui en dérober la vue.

Ces sortes d'antipathies rendent l'homme malheureux, & l'exposent à des milliers d'incommodités; c'est pourquoi on doit s'étudier à les guérir, & s'il se peut à les prévenir.

Elles naissent souvent dans l'enfance, & la plûpart cessent dès que la raison a pris le dessus. J'ai connu un enfant qui avoit une telle aversion pour le fromage, qu'il suffisoit d'en mettre quelques grains dans ses alimens pour le faire presque tomber en convulsion; à mesure qu'il est avancé en âge, il s'est habitué à en goûter, d'abord avec beaucoup de répugnance, & aujourd'hui il y a peu d'alimens qu'il mange avec plus de plaisir.

Il est plus difficile de vaincre l'horreur que les femmes ont pour le tonnerre, les opérations de chirurgie, pour certains remedes, parce que leur esprit n'est pas cultivé, & qu'il est presque impossible de détruire leurs préjugés. Si nous nous appliquions de bonne heure à la physique, si nous avions soin de cultiver notre raison, nous comprendrions sans peine que ce phénomene n'est pas plus à craindre que mille autres accidens imprévus qui peuvent arriver tous les jours, par exemple, que la chute d'une maison.

Si nous connoissions l'utilité, & qui plus est la nécessité des opérations de chirurgie dans certains cas, elles nous effrayeroient moins. Si nous pouvons avoir assez de hardiesse pour manier les serpens, les salamandres, les crapauds, nous nous appercevrons que ces reptiles sont moins dangereux qu'un moineau, & nous guérirons de la crainte ridicule qu'ils nous causent.

XI. *NOSTALGIA ; Maladie du pays*, appellée par Zwinger, *Dissert.* 3. *Pothopatridalgia*, *Nostomania ; Heim-Wehe*, par les Suisses ; *Nostrassia*, par quelques-uns ; *Philopatridomania*, par Harderus. Le mot Grec est dérivé de *Nostein*, retourner ; & d'*Algeia*, chagrin, tristesse.

C'est une espece de bizarrerie qui fait que ceux qui sont absens de leur patrie ont un si grand désir d'y retourner, que lorsqu'ils ne peuvent le faire, ils tombent dans un chagrin accompagné d'insomnie, d'anorexie, & d'autres symptomes fâcheux.

Cette maladie eſt ſimple ou compliquée. L'une & l'autre attaquent les jeunes gens, qui étant obligés de quitter leur maiſon parternelle, où ils ont été délicatement élevés, & de voyager, éprouvent quelque infortune, ou tombent dans quelque maladie. Ils repaſſent dans leur eſprit le bien-être dont ils jouiſſoient, ils ſe rappellent les agrémens qu'ils avoient parmi leurs parens & leurs amis, ils aſpirent au bonheur de revoir leur patrie, & plus ce déſir eſt violent, plus leur maladie devient dangereuſe, ſur-tout, ſi par l'ignorance où ils ſont des mœurs & de la langue du pays où ils ſe trouvent, ils ſe voient réduits à vivre ſeuls. Le chagrin les prend, ils fuient toute ſocieté, ils ne déclarent leur maladie à perſonne, ils perdent l'appétit & le ſommeil, ils s'affoibliſſent & dépériſſent de jour en jour.

1. *Noſtalgia ſimplex*; Noſtalgie ſimple. D.

C'eſt celle qui n'eſt cauſée par aucune maladie ſérieuſe, quoiqu'elle ſoit accompagnée de divers ſymptomes, par exemple, de triſteſſe, d'amour pour la ſolitude, de taciturnité, de dégoût, de foibleſſe, & d'une petite fievre nocturne. On a pluſieurs fois trouvé dans les cadavres de ceux qui ſont morts de cette maladie à l'hôpital de Montpellier une ou deux taches livides. J'ai connu le fils d'un mendiant, qui n'avoit d'autre patrie que les rues & les grands chemins, qui fut attaqué de cette maladie pour avoir perdu ſes parens. Les Etudians de Montpellier y ſont rarement ſujets; ils trouvent dans la compagnie de leurs amis de quoi ſe dédommager de l'abſence de leurs parens, & ils les oublient ſans peine, tant qu'ils ont le moyen de ſe divertir. Cette maladie eſt fréquente chez les Suiſſes qui ſervent dans les pays étrangers, & l'on en a vu quantité qui ont déſerté pour s'en retourner dans leur patrie. Ils avoient parmi eux une chanſon, qui leur rappellant les plaiſirs dont ils y jouiſſoient, les jetoit dans cette maladie, de maniere qu'on fut obligé de la défendre ſous peine de la vie. On peut la voir chez *Swinger*.

Les ſecours moraux ſont les ſeuls qui puiſſent y remédier. Je mets de ce nombre l'entretien des amis, le jeu, les ſpectacles, les feſtins, l'argent. Lorſqu'ils ne produiſent aucun effet, & que la maladie augmente, il n'en reſte plus d'autre que de renvoyer les malades chez eux, quand même ils ſeroient épuiſés au point de ne pouvoir quitter le lit; ils ne ſont pas plutôt aſſurés de retourner dans leur patrie, qu'ils ſe portent mieux, leurs forces ſe rétabliſſent, & ſouvent même ils guériſſent en chemin. A l'égard des pauvres qui n'ont point de parens, ou qui ſont obligés de reſter dans les hôpitaux, ils meurent preſque tous, leur maladie ne cede ni aux ſecours de la Chirurgie ni de la Pharmacie; & les évacuans qu'on leur donne ne font que l'augmenter.

2. *Noſtalgia complicata;* Noſtalgie compliquée. A.

C'eſt celle qui eſt accompagnée du ſynochus, de la tierce ſimple, ou continue, ou de telle autre fievre; & un Médecin qui entreprend de la guérir doit s'étudier à ménager les forces du malade. S'il attribuoit la nauſée, le vomiſſement, l'anorexie & les autres ſymptomes fébriles aux ſaburres contenues

tenues dans les premieres voies, il auroit tué ſon malade avant de les avoir entiérement évacuées. Il doit recourir au quinquina, lui donner le ſoir des émulſions avec une doſe ſuffiſante de narcotiques, le flatter de l'eſpérance de retourner chez lui, & l'y renvoyer même, quoiqu'il ait la fievre & qu'il ſoit extrêmement affoibli, ſoit en voiture, ſoit en litiere. Cet appareil ſeul fait plus d'effet ſur lui, & opere plutôt ſa guériſon, que tous les remedes qu'on pourroit lui donner. Il s'en trouve qui guériſſent par l'eſpoir ſeul de revoir leur patrie, quoiqu'ils n'y retournent point; ils ne ſont pas plutôt à moitié chemin, qu'ils recouvrent leurs forces, & peu-à-peu la ſanté.

3. *Noſtalgia ſimulata;* Noſtalgie ſimulée, de Meyſerey, *maladie des armées, n°. 25. pag. 109.*

On reconnoît la feinte par la force & l'égalité du pouls, la couleur naturelle du viſage, la faim qui n'eſt pas diminuée, par la crainte de la diete, de la ſaignée & des purgatifs; & enfin par la connoiſſance qu'on a du vrai motif qui fait déſirer au ſoldat un congé, afin de ſe ſouſtraire au ſervice.

XII. *PANOPHOBIA; Terreur panique*, appellée par Sennert, *cap. 8. des morbis infantium, Pavor nocturnus & Pavor in somno*; par Hérodote, *lib. 7. Conturbatio, consternatio, panicophobos; Thoribos & Phobos*, par Hippocrate, *Aphor. 24. lib. 3. Panophobia infantum;* Frayeur nocturne.

Cette maladie est familiere aux enfans qui tetent : elle consiste dans des songes effrayans qui leur représentent des spectres, des phantomes, dont l'image frappe tellement leur imagination que la fievre les prend; ils suent, ils gémissent, ils se réveillent en criant, & sont si effrayés que peu s'en faut qu'ils ne tombent dans des mouvemens convulsifs.

Cette maladie, lorsqu'elle augmente à un certain point, peut les jeter dans des convulsions, ou dans l'épilepsie. Les jeunes gens y sont également sujets, & je l'attribue aux contes des larves, des spectres & des lémures, dont les ſervantes les repaiſſent pendant le jour, & dont l'image ſe préſentant à eux dans leur ſommeil, ou dans l'obſcurité, leur cauſe ces frayeurs dont nous parlons.

Elle eſt preſque toujours cauſée dans les enfans à la mamelle par les ſaburres de l'eſtomac, ou par un lait vicié dont il eſt ſurchargé; ce qui fait qu'on doit leur preſcrire des cathartiques doux, tels que l'huile d'amande douce, le ſirop roſat ſolutif, & même purger la nourrice à leur place. Je croirois preſque que cette maladie eſt le plus ſouvent cauſée par les hardes dont on les couvre, & la chaleur du berceau, laquelle eſt capable de leur cauſer la fievre & un tranſport au cerveau. Je n'ai jamais été plus tourmenté de ces ſonges effrayans que lorſque j'étois trop couvert, ou que le temps ſe tournoit la nuit au midi.

1. *Panophobia verminoſa*, Beniveni, Terreur panique cauſée par les vers. A.

Cette eſpece eſt cauſée par les vers; la matiere qui les engendre épaiſſit le ſang, & lorſqu'elle vient à ſe fixer dans les vaiſſeaux du cerveau, elle peut très-bien occaſionner ces ſonges effrayans, lors ſur-tout que ces inſectes ſe gliſſent dans l'œſophage, & cauſent au malade une eſpece de ſuffocation. Cela étant, indépendamment des cathartiques & des abſorbans, il convient d'employer les anthelminthiques.

2. *Panophobia hyſterica;* Terreur panique cauſée par des vapeurs. L.

Rien n'eſt plus ordinaire que ce ſymptome chez les ſujets hyſtériques & hypocondriaques. Il ſuffit qu'on laiſſe tomber un bâton, qu'on ferme une porte, qu'on entre à l'improviſte dans leur chambre pour les effrayer, leur cauſer des palpitations de cœur, pour les faire pâlir & les faire tomber en ſyncope. Leur frayeur eſt encore bien plus grande s'il tonne, s'il fait des éclairs, s'ils trouvent ſous leurs mains une araignée, une chauve-ſouris, un eſcarbot, un ſcorpion, &c. ils tombent preſque en défaillance. J'attribue ces ſortes de terreurs paniques à deux principes: 1°. à la ſenſibilité & à la délicateſſe exceſſives des nerfs qui les rendent ſuſceptibles de la plus légere impreſſion, ainſi qu'on en a un exemple dans l'otalgie & l'inflammation de la rétine. Le ſecond principe n'eſt autre qu'un amour exceſſif pour la vie & les plaiſirs, qui nous rend incapables de ſouffrir la moindre incommodité, ſur-tout ſi nous avons été élevés dans l'abondance & la molleſſe. Cette ſenſibilité eſt encore plus grande, lorſque ces ſortes de ſujets ſe trouvent affoiblis par des maladies, des évacuations conſidérables, le chagrin, les ſoucis, &c. Cette maladie exige les mêmes remedes que les vapeurs.

3. *Panophobia phrontis*, Hippocrat. *La maladie appellée Souci ou Terreur panique.* Le Clerc, *Hiſt. de la Médecine*, *pag. 176.* L.

Les malades ſont extrêmement inquiets, ils fuient le jour & la compagnie, & ne ſe plaiſent que dans l'obſcurité, ils ont peur de tout ce qu'ils voient. Ils ont la région du diaphragme enflée, & le corps ſi ſenſible & ſi douloureux, qu'on ne peut les toucher. Ils ont des ſonges effrayans pendant la nuit, des douleurs poignantes dans les hypocondres, & ils s'imaginent voir à tout moment des morts, ou d'autres objets effrayans. Cette eſpece paroît être hypocondriaque ou hyſtérique.

4. *Panophobia à rabie*, Morgagni, *Epiſt.* 7. Terreur panique, cauſée par la rage. A.

Cette eſpece dépend du virus hydrophobique, qui ne s'eſt pas encore manifeſté ; elle n'eſt excitée ni par l'eau ni par la lumiere, mais par tout autre objet indifféremment. Il y avoit trois mois qu'un vieillard vigoureux avoit été mordu par un chien enragé, lorſqu'il fut menacé & maltraité par un de ſes ennemis, vingt jours avant de tomber dans l'hydrophobie dont il mourut & dans l'eſpace de deux jours. Dès le moment où il reçut ces mauvais traitemens, il fut ſaiſi d'une frayeur ſinguliere & tout-à-fait extraordinaire ; non-ſeulement le moindre bruit le faiſoit trembler ; mais s'il appercevoit quelqu'un qu'il ne connût pas, il le fuyoit auſſi-tôt comme un traître, & alloit ſe cacher promptement dans les ténebres. Il éprouva enfin de l'horreur pour la lumiere & pour l'eau ; & mourut deux jours après à l'hôpital.

On découvrit de la rougeur à la partie supérieure du pharynx; les arteres étoient vuides, les poumons gangrenés à leur partie postérieure, & remplis par-tout d'un sang noir; le cerveau ne parut pas plus sec que dans l'état de santé.

XIII. *SATYRIASIS*, Satyriase; *Satyriasmus*, de P. Éginette, appellé vulgairement *Priapismus*, Priapisme.

C'est une maladie familiere aux hommes, dont le principal symptome est un désir impudent & effréné du coït, accompagné de l'érection de la verge.

Il differe du priapisme, suivant *Aretée*, en ce que le satyriase est une maladie aiguë, qui tue les malades au bout de sept jours, dans laquelle l'érection de la verge est accompagnée d'un violent aiguillon de volupté. Il y a d'autres especes chroniques entiérement différentes de celle-ci, lesquelles commencent par un sentiment de volupté, & deviennent ensuite très-douloureuses, de maniere qu'elles approchent du priapisme; sur quoi je m'en rapporte à ceux qui les ont obſervées.

1. *Satyriaſis acuta*, Aretæi, *cap. 12. lib. 2.* Satyriaſe aigu. A.

On repréſente les Satyres, qui ſont les ſuivans de Bacchus, avec la verge tendue; & comme cette maladie produit le même effet dans ceux qui en ſont atteints, de là vient qu'on lui a donné le nom de *ſatyriaſis*. Elle conſiſte dans un déſir inſatiable du coït, qu'on ne peut jamais ſatisfaire; de maniere qu'après avoir vu une femme pluſieurs fois de ſuite, l'érection continue avec la même force qu'auparavant. Elle cauſe une convulſion générale dans les nerfs, une diſtenſion dans les tendons, dans les aines, & dans la partie qui eſt entre les aines & la verge, que les Grecs appellent *pleiada*. La verge eſt enflammée & douloureuſe, le viſage eſt brûlant & couvert de ſueur, les malades marchent courbés & en double, leur état les rend triſtes & mélancoliques. Ceux qui n'ont pas aſſez de pudeur pour combattre leur mal, tiennent les propos les plus indécens, lâchent leurs vents à tout moment, courent ſans aucune retenue après les femmes, tiennent des discours extravagans, & ne respectent ni les lieux ni les compagnies où ils se trouvent; ils sont extrêmement altérés, rendent par la bouche quantité de pituite, ils écument comme les boucs qui sont en chaleur, & rendent la même odeur qu'eux. Ils gardent long-temps leur urine, & lorsqu'ils la rendent, elle est blanche, épaisse, & semblable à la semence. Ils sont sujets au cours de ventre, à des démangeaisons, des titillations, & des tiraillemens dans les côtes & sous les aisselles; ils abhorrent les alimens, & lorsque la faim les presse, ils mangent à la hâte & sans savoir ce qu'ils font. Dans le cas où leur maladie est mortelle, leur corps & leur ventre s'enflent, les muscles & les tendons se roidissent, les membres se retirent, ils ont peine à remuer, le battement des arteres est petit, foible & irrégulier. Tous ces symptomes cessent quelquefois à l'aide d'un flux de ventre, ou d'un vomissement de bile & de pituite; mais la guérison est toujours douteuse. Il n'y a qu'un sommeil long & profond qui puisse l'opérer, parce qu'il rafraîchit, résout & engourdit les nerfs; & c'est cette stupeur & ce rafraîchissement qui font cesser le satyriase.

Cette maladie regne principalement dans le printemps & dans l'été, dans l'adolescence & la jeunesse, & affecte principalement ceux qui sont nés avec un penchant pour les femmes.

C'est une maladie extrêmement aiguë, & aussi honteuse qu'incommode; elle met pour l'ordinaire le malade au tombeau le septieme jour. Telle est la description qu'*Aretée* donne du satyriase.

2. *Satyriasis chronica*, Cheyne, *de natura fibræ*, *pag.* 71. Satyriase chronique. C.

Cette espece differe de la premiere en ce qu'elle est plus opiniâtre; elle dure des mois & des années entieres, & elle attaque les vieillards qui n'ont plus de désirs amoureux. *Cheyne* prétend que cette maladie est fort rare, qu'aucun Auteur n'en a parlé, & qu'il n'a connu que trois personnes qui l'ayent eue. Elle n'attaque point comme la premiere espece les jeunes gens qui sont nés avec du tempérament, mais les ſujets infirmes, foibles, qui ont les fibres lâches, qui digerent difficilement, les hypocondriaques, les perſonnes ſujettes aux flatuoſités, & dont l'eſprit eſt abattu. Elle ſe manifeſte principalement la nuit, lorſque le corps eſt échauffé par la chaleur du lit, la verge s'enfle, ſe roidit, & eſt auſſi douloureuſe que ſi on l'arrachoit de force; mais cette érection n'eſt accompagnée d'aucun ſentiment de volupté, la douleur étant trop violente pour leur permettre de jouir de quelque plaiſir.

Les malades n'ont qu'un ſeul moyen pour calmer la douleur, c'eſt de ſe lever & de prendre l'air, l'érection ceſſe à l'inſtant, mais ce manege interrompt leur ſommeil, leur ôte l'appétit, trouble la digeſtion, de maniere qu'après quelques ſemaines, ils reſſemblent plutôt à des ſpectres qu'à des hommes. Il n'y a rien qu'ils ne ſoient en état de faire, point de remedes qu'ils ne prennent pour recouvrer le ſommeil, & cependant les opiats & les remedes chauds augmentent le mal, loin de l'appaiſſer.

On commencera la cure par les émétiques les plus doux, après quoi l'on passera au lait, au soufre, à l'œthiops minéral & au cinnabre d'antimoine, dont on continuera l'usage pendant six mois consécutifs, & l'on y joindra la fleur de benjoin, le sel de corne de cerf, mais en petite dose. *Cheyne* assujettissoit pendant long-temps ses malades à un régime austere. Leur nourriture ne consistoit qu'en quatre onces de viande par jour, & quelques verres de biere de Bristol. Il leur donna ensuite le quinquina, de l'écorce d'orange, & quelques grains de vitriol de mars; il leur enjoignit de faire un exercice modéré, & de se baigner souvent dans l'eau froide. Deux de ses malades guérirent au bout de deux ans, le troisieme, n'ayant voulu prendre aucun remede, fut long-temps à guérir, & retomboit dans son satyriase, pour peu qu'il fît bonne chere.

Un Religieux de Nîmes fut long-temps attaqué de cette maladie, quoique très-âgé, & de mœurs irréprochables. Il marchoit courbé & le visage extrêmement triste, & les Médecins qu'il conſulta ne lui procurerent pas le ſoulagement qu'il s'étoit promis de leur ſavoir. Le camphre peut être de quelqu'utilité.

3. *Satyriaſis venerea*, Cheyne, *de fibræ natura, pag.* 71. Satyriaſe vénérien. L.

L'Auteur veut ici parler du ſymptome de la gonorrhée virulente, qui n'eſt point une maladie par lui-même, & qui ſe guérit par la ſaignée, des émulſions, des narcotiques, des tiſanes adouciſſantes, mucilagineuſes, des fomentations émollientes, le nitre, les demi-bains, &c.

4. *Satyriaſis hydrophobica*; Satyriaſe hydrophobique.

C'eſt ici un ſymptome d'une maladie plus dangereuſe, ſavoir de l'hydrophobie, que M. *Rivalier*, Médecin de Lauſanne a obſervé chez *Bonet*, & qui a été pareillement connu des Grecs. M. *Morgagni* rapporte, *epiſt.* 8. & 61. qu'il a obſervé deux fois dans des cadavres d'hydrophobes, des traces d'inflammation dans les corps caverneux de la verge, & l'Ill. *Brogiani* croit que le virus hydrophobique a de l'affinité avec la femence des véficules & même des proftates ; en effet on a obfervé que ce virus a caufé à quelques femmes la fureur utérine. Voyez l'Ill. *Van Swieten*, *comment. de rabie.*

5. *Satyriafis neogamorum*, Hatté, *Journ. de Méd. Fév. 1755.*

Cette efpece differe des précédendes, 1°. en ce qu'elle eft accompagnée d'un défir continuel du coït, & d'une érection très-fréquente, fuivie d'éjaculation ; de forte que pendant plufieurs mois de fuite, le malade fe livre au coït, trois ou quatre fois dans la journée ; 2°. en ce que le malade devient infenfiblement d'une maigreur & d'une foibleffe extrême, & tombe enfin dans la feizieme efpece de *lumbago.*

XIV. *NYMPHOMANIA*, *Fureur utérine*; appellée par quelques-uns, *Andromania*, *Nymphocluia*, *Gynaicomania*, *Entelipathia*; *Hysteromania*, par Boecler, *dissert.* 8; *Metromania*, par Soranus & Astruc, *de morbis mulierum*; *Theligonia*, par Linnæus, *de Tænia*; *Melancholica uterina*, par Nenter; *Furor uterinus & tentigo*, par les Latins; *Nymphotomia & symptoma turpitudinis*, par Mercatus.

Le caractere de ce genre de maladie dans les femmes, consiste dans un désir effréné du coït.

Elle differe du délire mélancolique amoureux par l'effronterie & l'impudence dont elle est accompagnée. Je laisse à d'autres à juger si elle differe du satyriase, à cause de la différence du sexe & des organes.

Le mot de *métromanie* est équivoque

& ſynonime avec celui de *muſomanie*, ce qui fait qu'on ne doit pas s'en ſervir. Celui de *nymphomanie* eſt reçu de tous ceux qui rejettent les mots compoſés de pluſieurs autres, tel qu'eſt celui de *fureur utérine*.

Les degrés de cette maladie different ſelon les genres, dont *Sennert* nous a laiſſé la liſte ſuivante.

1. *Nymphomania ſalacitas*, Sennert *de virginum morbis*. L.

Elle eſt familiere aux filles qui ont atteint l'âge de puberté, & qui ſont d'un tempérament chaud, adonnées à la lecture des romans, aux chanſons laſcives, & qui ſont courtiſées par les jeunes gens, lors ſur-tout qu'elles ont long-temps vécu dans la contrainte, ſoit ſous les yeux d'une mere ſévere, ou dans un couvent, & qu'elles ont réveillé leur paſſion par une maſtupration honteuſe. Elle ſe manifeſte en elles par une grande gaieté, elles agacent leurs amans, & lorſqu'elles ne peuvent ſatisfaire leur déſir, elles mettent bas toute honte, elles tiennent à leurs amans des diſcours laſcifs, elles leur font les yeux doux, elles les agacent.

Sont-elles au logis, elles ſont triſtes, rêveuſes, elles gémiſſent ſans ceſſe, elles perdent l'appétit & le ſommeil, & dépériſſent à vue d'œil. La même choſe arrive aux jeunes veuves, qui ont eu des maris froids ou impuiſſans, & qui n'ont jamais éprouvé les douleurs de l'enfantement.

Celles qui ont de la pudeur, de la vertu & de la religion, ne ſont pas toujours exemptes de cette maladie, mais elle eſt cauſée chez elles par l'acrimonie de la ſemence & du ſang, & par le ſentiment trop vif des organes de la génération. Elles éprouvent les mêmes déſirs, & ces déſirs augmentent à proportion du ſoin qu'elles prennent de les cacher. Le feu dont elles brûlent intérieurement, les conſume & les fait maigrir à vue d'œil, elles perdent l'appétit & le ſommeil, elles ont des pollutions fréquentes, qui leur cauſent des remords d'autant plus cuiſans, qu'elles ont la conſcience timorée. J'ai connu une jeune fille, qui dans le temps même qu'elle déploroit ſon malheur aux pieds d'un vieux Confeſſeur ſale & dégoûtant, éprouvoit malgré elle ces ſortes de pollutions. Elle reſta deux ans entiers dans cet état, luttant sans cesse contre les aiguillons de la chair, qui étoient extrêmement vifs en elle, & qui cependant ne porterent jamais la moindre atteinte à la chasteté dont elle faisoit profession.

Le mariage est le remede le plus sûr qu'on puisse employer en pareil cas. Ceux que la médecine fournit, tels que la saignée, les rafraîchissans, les boissons humectantes, les cathartiques doux, le petit lait, les anti-vénériens, comme le nénuphar, le pourpier, les émulsions, &c. sont pour l'ordinaire inutiles; ils le furent du moins, à ce que dit *Amatus Lusitanus* à l'égard d'une fille, qui lasse de son état, avoit pris la funeste résolution de se jeter dans un puits. On la maria à un jeune homme vigoureux, qui s'acquitta si bien de son devoir envers elle, qu'elle recouvra en peu de temps la santé. *Zucutus Lusitanus, de furore uterino, obs. 84. lib. 2.*

2. *Nymphomania furibunda;* Fureur utérine, *Satyriasis muliebris* Amati Lusit. *cent. 6. obs. 97.* A. C.

C'est un second degré de cette maladie, dans lequel les filles mettant bas toute pudeur, se prostituent au premier venu, découvrent leur nudité, injurient & maltraitent ceux qui refusent de se rendre à leur désir. Celles qui auparavant étoient chastes & réservées, ne tiennent plus que des discours obscenes, & impudiques; elles offrent leurs faveurs à qui veut les accepter, & quittent le combat plutôt par lassitude, que faute de volonté. A force de se manualiser, elles irritent leur clitoris, & le font grossir à un point extraordinaire, & de là vient que la plûpart des filles l'ont très gros dans les pays chauds. Elles lâchent fréquemment leur semence, leur vulve se gonfle & bâille, elles sentent des ardeurs dans le bas-ventre, leur urine est enflammée & en petite quantié. Lorsque ce malheur arrive à des filles chastes, à des Religieuses, par exemple, la violence qu'elles se font pour cacher la cause de leur mal, les rend malades & les jette dans la mélancolie, ou bien elles feignent d'être affectées du tarentisme, ou d'être possédées ou folles, pour qu'on les mette hors du couvent, ou bien elles se pendent de désespoir.

Matthieu de Gradibus, *consil.* 80. a connu une femme mariée sujette à cette maladie, & qui en étoit délivrée sitôt qu'elle avoit conçu. Tardoit-elle un an ou deux à être enceinte, elle devenoit furieuse, & tomboit dans une rage utérine, accompagnée de borborygmes, de délire, de tremblement, &c.

Je ne mets point cette maladie au rang des délires, parce que son principal symptome est moins un délire, qu'un désir effréné du coït.

On a trouvé à celles qui en sont mortes, le clitoris enflé, les ovaires plus gros qu'à l'ordinaire, & les trompes de Fallope fermées.

Indépendamment des remedes antiaphrodisiaques, quelques uns vantent beaucoup l'usage de la ciguë, mais j'ignore quel genre de plante ils entendent par ce nom. *Voyez* ci-dessous *paraphosynem à conio.*

3. *Nymphomania fervor uteri*, Sennert. *de furore uterino.* L.

Il y a une autre affection fort approchante des premieres, que les anciens ont appellée ardeur de matrice (*matricis fervorem*,) dans laquelle la substance de ce viſcere s'échauffe avec douleur, peſanteur dans les lombes, friſſonnement, mélancolie, ſuppreſſion de l'urine & des excrémens. La femme appete le coït, mais la douleur qu'elle reſſent dans l'acte, l'empêche de ſatisfaire ſes déſirs.

Cette affection differe des précédentes, en ce qu'elle n'eſt cauſée, ni par l'acrimonie de la ſemence, ni par aucune paſſion morale, mais par la phlogoſe, ou par la chaleur exceſſive de matrice, laquelle augmente ſa ſenſibilité.

Les remedes indiqués dans ce cas, indépendamment de la ſaignée, ſont, une nourriture rafraîchiſſante & humectante, les potions nitreuſes, les émulſions, les bains, les injections émollientes dans le vagin, les fomentations, &c.

4. *Nymphomania pruriginoſa ;* Prurit de l'utérus; *Pruritus uteri,* Sennert. *lib.* 4. *part.* 2. *ſect.* 1. *cap.* 2. L.

Ce n'eſt pas toujours le prurit de l'utérus, ou plutôt celui du vagin, qui cauſe la fureur utérine, & par conſéquent ce prurit differe entiérement de la Nymphomanie. Cependant, il est quelquefois le principe de ce désir effréné, lors sur-tout que le clitoris est couvert d'une matiere herpétique, âcre, mordicante, & que la femme a d'ailleurs du penchant pour l'acte vénérien. Comme ce désir n'est causé ni par l'acrimonie de la semence, ni par la dépravation de la volonté, mais par l'affection de la partie, de là vient que les Médecins, entr'autres *Sennert*, l'ont regardé comme une affection différente.

Son traitement est le même que celui de la dartre.

XV. *TARANTISMUS*; *le Tarentisme*, *le Janon*; appellé par Baglivi, *il Carnevaletto delle Donne*; *Æstro di ballare.*

Le tarentisme est une maladie endémique dans la Pouille, dont le principal symptome est un désir insatiable de danser ou de sauter. Elle a pris son nom d'une araignée appellée *tarentule*, & les malades sont appellés *tarantati*, piqués de la tarentule, parce qu'on est dans l'opinion qu'elle est causée par la morsure de cet insecte. *Baglivi* est de ce sentiment ; mais le fameux *Serao*, Secrétaire de l'Académie de Naples, est d'une opinion contraire.

On a fait à Rome diverses expériences sur la tarentule. Sa morsure cause de la douleur, elle fait enfler la partie & la rend livide, & peu de jours après la tumeur se trouve couverte d'une croûte noirâtre. Ces symptomes sont accompagnés d'assoupissement, de cardialgie, ou d'une oppression de cœur, & ensuite de douleurs dans tous les articles; mais on ne s'est jamais apperçu que ceux qui ont été mordus dansent, ou ayent envie de danser. Ils guérissent au moyen des diaphorétiques ordinaires.

Aucun Auteur n'a fait mention du tarentisme avant le quinzieme siecle, quoique la tarentule ait été connue long-temps auparavant. Il y en a quantité en Sicile, à Malthe, dans l'Afrique & dans les Provinces méridionales de la Pouille; cependant, dit M. *Serao*, on n'y connoît point le tarentisme, mais *S. Gervais* prétend le contraire.

Les habitans de la Pouille vivent dans un climat chaud & ſec; ils ont beaucoup d'eſprit, l'imagination vive, ils ſont d'un tempérament mélancolique, & paſſionnés pour la Muſique. La plupart de ceux qui ſont mordus de la tarentule, avouent qu'ils ne ſe ſouviennent point d'avoir été mordus par cet inſecte. *Baglivi* eſt le ſeul qui attribue cette maladie au ſcorpion de la Pouille; tous les autres l'attribuent à la tarentule, par un préjugé généralement reçu, de même que les Aſtrologues attribuent les guerres & les maladies épidémiques à l'influence des Aſtres.

1. *Tarantiſmus Apulus*, Baglivi, *de tarantulâ;* Tarentiſme de la Pouille. A.

C'eſt une maladie endémique dans la Pouille, que l'on attribue par un préjugé vulgaire à la morſure de la tarentule; & dont le principal ſymptome conſiſte dans un amour exceſſif pour la danſe & la muſique.

Peut-être cette opinion doit-elle ſon origine au ſuccès qu'ont eu les inſtrumens pour diſſiper l'aſſoupiſſement que cauſe la morſure de la tarentule; & de là eſt venue celle où l'on eſt aujourd'hui que

que la Musique a la vertu de dissiper le venin de cet insecte, au moyen des sueurs dans lesquelles les malades tombent en dansant. La morsure de la tarentule, ni la piqûre du scorpion n'ont rien de commun avec cette maladie ; la chaleur seule suffit pour la causer, pour peu que les hommes soient disposés à ce genre de folie.

Le tarentisme est une maladie chronique, accompagnée de paroxysmes aigus, qui reviennent tous les ans. Elle commence par une tristesse profonde & un amour violent pour la solitude. Ceux qui en sont atteints entrent quelquefois en fureur, hurlent, quittent leurs habits, se roulent dans la boue, ont de l'aversion pour certaines couleurs, le noir par exemple, & en aiment d'autres. Tous sans exception n'entendent pas plutôt un instrument, qu'ils sortent de leur assoupissement & de la tristesse dans laquelle ils étoient plongés, & se mettent à danser & à sauter pendant trois jours, & même plus, jusqu'à ce qu'ils suent à grosses gouttes, tenant dans leurs mains des branches d'arbres qu'ils agitent en cadence. La mauvaise musique leur déplaît, & la moindre diſſonance aigrit leur mal. Lorſque ce ſecours leur manque, ils tombent dans un carus qui les emporte. Leur danſe finie, ils ſe trouvent guéris juſqu'à l'année ſuivante, que l'accès les reprend dans le même temps, & ſi l'on n'a ſoin d'en prévenir les ſuites en recourant encore à la Muſique, ils ſont ſujets pendant toute l'année à une jauniſſe accompagnée d'anorexie, d'une fievre lente, d'anxiétés de cœur, & de quantité d'autres ſymptomes.

Baglivi attribue les variétés de cette maladie à la différence des inſectes qui l'occaſionnent.

A. Le tarentiſme cauſé par la tarentule blanche, eſt le moins violent. Sa morſure eſt ſuivie d'une douleur de ventre poignante, de diarrhée, de démangeaiſon.

B. Celui que cauſe la tarentule étoilée eſt le plus mauvais; il eſt accompagné d'une douleur plus aiguë, de démangeaiſon, de maux de tête, de ſtupeur, de peſanteur, d'un friſſon dans tout le corps.

C. Celui de la tarentule de vigne eſt

le pire de tous ; il est accompagné des mêmes symptomes que celui de l'étoilée, & de plus de l'enflure & de la douleur de la partie, de spasmes, de sueurs froides, d'aphonie, de nausée, de météorisme, &c.

D. *Tarantismus à scorpio Apulo*, Baglivi ; *Tarentisme causé par le scorpion de la Pouille.*

Ceux qui ont été piqués par cet insecte, ne veulent point porter des branches de vigne, mais se plaisent à manier des épées nues.

E. *Tarantismus simulatus*, Baglivi, *cap. 7. il Carnevaletto delle donne.* Tarentisme simulé.

La morsure de la tarentule n'est pas la seule qui occasionne cette maladie. Baglivi *cap. 7.* observe qu'elle est aussi causée par la chlorose. La plupart de celles, dit-il, qui sont atteintes de cette maladie, éprouvent à peu près les mêmes symptomes que ceux qui ont été mordus de la tarentule ; elles sautent tous les ans, & se délivrent par ce moyen, & de la chlorose & des vapeurs auxquelles elles sont sujettes.

Quoiqu'il n'y ait point de tarentules à Rome, on ne laiſſe pas d'y trouver des femmes hyſtériques, & ſurtout des Religieuſes qui feignent d'avoir un tarentiſme, ſoit que leur mélancolie ſoit occaſionnée par l'amour, la perte de leur bien, ou par tel autre motif ſemblable. Le chagrin les jette dans la mélancolie & le déſeſpoir, ce qui les porte à courir les endroits où l'on danſe & où l'on joue des inſtrumens. Mais les Muſiciens les diſtinguent des perſonnes qui ſont véritablement atteintes de cette maladie, en ce que celles-ci ont l'oreille extrêmement délicate, & s'apperçoivent du moindre faux ton & de la plus légere diſſonance, ce que ne font pas les premieres. *Serao* prétend que le tarentiſme cauſé par la chloroſe, la mélancolie, la nymphomanie, &c. n'eſt pas moins ſimulé que celui qu'on attribue à la morſure de la tarentule.

2. *Tarantiſmus entaneaſmus; Choræa S. Viti* de Sennert, *lib. 1. part. 2. cap. 17.* non point de Sydenham; appellée par Galien *Enthuſiaſmus; Saltus Valentini, ac ſaltus Viti* par Fel. Plater. *Hérodote* appelle les malades *enteraſtici.*

C'eſt une fureur de danſer que Guillerin, *Histor.* & Vincent de Beauvais, *lib. 26. cap. 10.* attribuent à un châtiment du Ciel. Ces deux Auteurs rapportent qu'en 1012, seize hommes & trois femmes ayant dansé dans un cimetiere, un Prêtre fit contre eux des imprécations qui produisirent leur effet. Felix Plater, *in observat. lib. 1.* attribue cette maladie à une cause physique, & rapporte qu'une femme de Basle dansa pendant un mois sans discontinuer; & que lorsqu'on l'obligeoit de s'asseoir, elle gesticuloit, & s'agitoit de même que si elle eût dansé.

Il y a près d'Ulm, dans le cercle de Suabe un Temple dédié à S. Vite, où se rendent toutes les années le jour de la fête du Saint, qui est au mois de Mai, une infinité de femmes des environs, lesquelles dansent jour & nuit comme des insensées, jusqu'à ce qu'elles tombent dans une espece d'extase qui leur fait croire qu'elles sont guéries pour un an des maladies dont elles sont atteintes; sinon elles ressentent des inquiétudes, des douleurs tensives dans les membres, des lassitudes spontanées, des maux de tête, qui ne cessent que l'année ſuivante, qu'elles entendent la Muſique que l'on fait dans ce Temple pour leur ſoulagement. Ce fait eſt atteſté par Gregoire Horſtius, *obſerv. lib.* 2. lequel en a été témoin. On peut mettre au même rang la coutume qu'ont les filles des Cevenes d'aller tous les ans le jour de la fête de la Vierge à une Egliſe éloignée d'une ou de deux lieues de leur demeure, en compagnie d'une troupe d'amies, & en danſant au ſon des inſtrumens. Quelques-unes ont tant de dévotion pour ce pélérinage, qu'elles tombent malades lorſqu'elles ne peuvent s'y rendre. Je me ſuis trouvé à ces fêtes, & j'en parle par expérience.

La maladie que Nicolas Tulpius (*obſ. lib.* 1.) a obſervée près de Courtray en Flandre, étoit un peu plus ſérieuſe. Un mendiant ne faiſoit que courir jour & nuit par les champs avec tant de précipitation, qu'il étoit tout en ſueur, & ne ſe repoſoit que lorſque le ſommeil l'y forçoit (*).

(*) Le Traducteur de cet ouvrage a vu à Orgon en Provence, un jeune homme âgé d'environ vingt-cinq ans, qui couroit jour & nuit les grands che-

On peut mettre de ce nombre l'inquiétude & la fureur de marcher & de sauter que *Willis* a observée dans des hommes & des femmes, lesquels n'avoient d'autre but que de prévenir les maladies & les syncopes auxquelles ils étoient sujets lorsqu'ils discontinuoient cet exercice. Willis, *de morbis convulsivis*, *cap. 7.* voyez ce que je dis ci-dessous de la folie accompagnée de danse.

3. *Tarantismus musomania.*

Cette maladie consiste dans une passion violente pour la musique, & telle que ceux qui ne peuvent la satisfaire, tombent dans la tristesse, la langueur & la phrénésie, & ne recouvrent la santé qu'après qu'on a contenté leur envie. Lorsque cette passion altere la santé, on l'appelle *musomanie*. Tous les hommes paroissent être nés avec un pen-

mins, sans prendre aucun relâche. Il étoit privé de l'usage de la parole, & ne prononçoit d'autres mots que ceux de *mon Dieu*. Il alloit à chaque instant faire la révérence à un Crucifix placé sur le grand chemin, laquelle consistoit en trois gambades. Il avoit de plus une si grande horreur pour l'argent, que lorsqu'on lui en donnoit, il le jetoit avec mépris, & en glouffant comme un coq-d'inde.

chant pour la Musique, témoin l'effet qu'elle produit sur les enfans au berceau, lesquels s'endorment & cessent de crier, du moment qu'ils entendent chanter leurs nourrices. *Bonet* prétend que plusieurs personnes ont été guéries de la goutte par le moyen de la musique; & si l'on en croit *Athenée*, *Chrysippe*, *Desault* & quantité d'autres Auteurs, elle n'a pas moins d'efficacité pour la guérison de la sciatique, de l'épilepsie, de la phthisie. On peut voir là-dessus la savante dissertation de *Louis Roger*, Médecin de Montpellier *de vi soni & musices jatricâ*, publiée en 1758. J'ai traité derniérement un jeune homme d'une fievre rémittente, qui lui causoit tous les soirs un mal de tête violent qu'on ne pouvoit calmer qu'avec le son du tambour, si bien que ses amis étoient obligés pour le contenter de battre de la caisse dans sa chambre; & ce bruit qui étourdissoit tout le monde, lui procuroit un soulagement merveilleux, quoiqu'il n'aimât point naturellement la musique lorsqu'il se portoit bien. On peut mettre au même rang cette folie épidémique, mais passagere, dont les habitans d'*Abdere* furent atteints en voyant représenter l'*Andromaque* d'*Euripide*. *Lucien* qui nous a conservé cette histoire, rapporte que tous ceux qui avoient assisté à la représentaion de cette piece, sortirent du théâtre comme des insensés, récitant les vers qu'ils avoient entendus à haute voix, & imitant les gestes de *Persée*. Si l'on jouoit aujourd'hui nos Opéra à découvert, comme les pieces dans les Anciens, je ne doute point qu'ils ne produisissent sur les spectateurs le même effet que la Tragédie d'*Euripide*. Les fous ne sont pas rares chez nous, témoin ce qui se passe tous les ans dans le temps du carnaval, à Tarascon, à Aix aux jours des fêtes les plus solennelles.

On trouve dans *les Mémoires de l'Académie des Sciences pour l'année 1707*, *pag.* 7. une observation sur la musomanie, qui mérite d'avoir place ici pour sa singularité. Un Musicien qui avoit une fievre tierce, tomba le septieme jour dans un délire compliqué d'insomnie, pendant lequel il ne faisoit que pleurer & crier du matin jusqu'au soir; son imagination ne lui offroit que des images effrayantes qui le tenoient dans une agitation continuelle. Le délire s'étant calmé le dixieme jour, il demanda avec instance qu'on donnât un concert dans sa chambre. Ses amis se rendirent chez lui avec leurs instrumens; le premier coup d'archet ranima le malade, il pleura de joie, & ne sentit aucune fievre pendant tout le temps que dura le concert; mais il ne fut pas plutôt fini, qu'il retomba dans sa premiere langueur; de sorte qu'on fut obligé de recourir de nouveau à la musique, & elle produisit le même effet. Les Musiciens s'étant retirés, il pria sa garde de lui chanter un air, & quoique sa voix ne fût pas des plus mélodieuses, elle ne laissa pas que de le soulager. En un mot, il guérit au bout de dix jours, à l'aide des concerts qu'on eut soin de lui donner à différentes reprises.

Voici une autre observation qui a été faite à Alais, & qui a été insérée dans les Mémoires de l'Académie des Sciences, pour l'année 1708. Un Maître de danse bossu, nommé Masson, fut attaqué d'une maladie aiguë, accompagnée de délire : M. de Mandajors, de l'Académie des Inscriptions de Nîmes, qui avoit lu l'histoire précédente, employa le même remede pour le guérir. Tous les assistans furent surpris que l'on fît venir un violon dans la chambre d'un phrénétique, pour achever de lui casser la tête, & se moquerent du Médecin qui avoit proposé un remede aussi absurde. Mais quelle fut leur surprise, lorsqu'ils s'apperçurent que le malade reprenoit sa premiere tranquillité ! il s'assit sur son lit, accompagna des bras & de la tête l'air qu'on lui jouoit ; & au bout d'un quart d'heure que dura ce concert, il s'endormit paisiblement, sua, & se trouva guéri à son réveil.

Tarantismus Tingitanus ; le Janon.

Saint-Gervais rapporte dans ses *Mémoires historiques*, que les habitans de Tunis sont sujets à un tarentisme spontané ; je veux dire, qui n'est occasionné par la morsure d'aucun insecte. Il affecte sur-tout les femmes, & les oblige à danser & à sauter à toute outrance : on l'appelle *le janon*. L'Auteur prétend que ces mouvemens sont convulsifs ;

mais il y a tout lieu de croire qu'ils ne different en rien de ceux des personnes qui ont été mordues de la tarentule.

Les habitans de *Donzere*, dans le Dauphiné, guérissent aujourd'hui le charbon comme on le guérissoit autrefois à *Roquecourbe*, près de Castres. Ils incisent la tumeur, mettent dessus du sel, du poivre & du vinaigre, & prenant le malade par la main, ils le font danser pendant deux jours au bruit des grelots & des sonnettes.

XVI. *HYDROPHOBIA*; *Hydrophobie*, *Rage*.

C'est une maladie dont le principal symptome est une aversion extraordinaire pour l'eau, & pour telle autre boisson que ce puisse être.

La rage, appellée en Grec *lyssa*, est une maladie familiere aux loups & aux chiens, dont le principal symptome consiste dans un désir effréné de se nuire à eux-mêmes & aux autres. Les loups enragés, par exemple, mordent tous ceux qu'ils rencontrent, mais ils ne ſont pas pour cela hydrophobes ; car il conſte par pluſieurs obſervations faites dans la Provence, que des loups & des chiens enragés ont bu, ont mangé, & traverſé le fleuve à la nage ; d'où il ſuit que ces animaux, lorſqu'ils ſont enragés, n'ont d'averſion ni pour le manger ni pour la boiſſon ; au lieu que le principal ſymptome, dont ſe plaint un homme mordu par un chien ou par un loup enragé, eſt une averſion ſinguliere pour l'eau, pour l'air & pour la lumiere, à laquelle ſe joint très-rarement le déſir de boire ; on pourroit établir pluſieurs eſpeces de rage, telles que la *rage canine*, qui ſe communique par la morſure, & qui n'eſt dans l'homme qu'un accident de l'hydrophobie ; la *rage maniaque*, la *rage démonomaniaque*, qui ne ſont que des ſymptomes accidentels de la manie ou de la démonomanie, ſans conſtituer un genre de maladie qui en ſoit différent.

1. *Hydrophobia vulgaris*, *Rabies* de Boerhaave ; *Aërophobia*, *Pantophobia*, de Cœlius Aurelianus. *Hydrophobie ordinaire.* Les malades ſont appellés *hydrophobi*, *pheugydri*, *aquifugæ*, *rabioſi*, *&c.* Hydrophobes, enragés.

Cette maladie cruelle, dont il n'est fait aucune mention dans les Auteurs Grecs, & qui est rarement spontanée dans les fievres, est souvent causée par la morsure d'un animal enragé; son accès est unique, mais court, & pour l'ordinaire funeste; mais son venin est environ quarante jours à se développer. Elle est contagieuse, & se communique par la morsure, l'attouchement, les baisers d'un animal qui a été mordu, comme un chien, un chat, un loup, ou par la communication que l'on a avec une personne qui a une rage spontanée.

J'ai donné fort au long l'histoire de cette maladie, dans une *Dissertation* qui a remporté en 1748 le prix à Toulouse, ce qui fait que je me bornerai aux chefs les plus intéressans.

Le venin hydrophobique est composé de deux différentes matieres; l'une fixe, muqueuse, & l'autre volatile. L'une & l'autre se préparent & s'amassent dans les glandes sébacées de la gorge & de l'œsophage. Soit que le venin affecte immédiatement la salive, comme dans le cas du célebre *Balde*, qui baiſa une petite chienne enragée avant que de l'envoyer noyer, ou comme il arrive à ceux qui ſont mordus au viſage par un loup; ſoit qu'il s'inſinue dans d'autres parties par la morſure ou le léchement de l'animal, lors ſur-tout qu'on ne peut entiérement emporter la ſalive & la mucoſité des dents; comme dans le cas où l'on eſt mordu par un chien à travers des bas & des habits de laine forts & épais, la ſalive introduit dans la plaie un venin ordinairement épais, qui fermente, s'exhale & s'atténue pendant un mois & plus; la plaie ſe cicatriſe, & le malade n'a aucun reſſentiment de ſa morſure, à l'exception de celui que la crainte peut lui cauſer. Lors au contraire que le venin infecte immédiatement la ſalive, il ſe développe en peu de jours; comme il arrive à ceux qui ont été mordus au viſage, ce qui vient de ce que les larmes & la ſalive paſſent auſſi tôt dans l'œſophage. Lorſqu'on eſt mordu dans des endroits qui ſont éloignés de ce dernier, le venin eſt des mois, & même des années entieres à ſe développer, & pour lors la plaie qui étoit guérie, devient douloureuſe, rouge, enflammée, on ſent une chaleur brûlante dans les parties que l'animal a mordues ou léchées; le malade ſe rappelle ſon accident, ce qui contribue à hâter le développement du venin; il devient chagrin, mélancolique, & ne veut plus boire ni manger. Soit que la crainte s'empare de ſon eſprit ou non, il lui ſurvient une eſpece d'eſquinancie qui l'empêche de boire, quelque envie qu'il en ait; ſa ſalive même lui fait horreur, & il prend en averſion tous les liquides qu'on lui préſente ou qu'il voit, ſans en ſavoir la raiſon; juſqu'à ce moment on n'apperçoit aucune altération dans ſon pouls ni dans ſes forces. Lorſqu'il eſt d'un naturel doux, qu'il a reçu une éducation honnête, & ſur-tout s'il eſt encore enfant, il refuſe tranquillement la boiſſon qu'on lui préſente, il a de la peine à avaler; mais il ne fait du mal à perſonne. Lors au contraire qu'il eſt mal élevé & d'un naturel féroce, il éprouve les ſymptomes les plus cruels, lors ſur-tout qu'il craint la mort, & qu'il eſt inſtruit du ſort de ceux qui ſont atteints de la rage; il cherche à mordre tout le monde, il regarde ceux qui l'entourent comme autant d'ennemis qui veulent le forcer à boire, il frémit au ſeul nom d'eau & de cruche, il jette la ſalive le plus loin qu'il peut; le moindre ſouffle d'air, le moindre vent le fait trembler. Les perſonnes enragées ont rarement la fievre & le délire, la plupart prient Dieu avec beaucoup de dévotion, conjurent leurs amis de s'éloigner, de les lier, de ſe garantir de leur morſure & de leur ſalive; & meurent au bout d'un ou deux jours dans des mouvemens convulſifs, & hors d'eux-mêmes.

Peu de temps après qu'ils ſont morts, leurs cadavres rendent une odeur horrible, leur ventre s'enfle, leur eſtomac ſe remplit d'une humeur ichoreuſe verdâtre, l'œſophage eſt couvert de taches rouges noirâtres, les veines ſont preſque vuides, les viſceres ſecs & arides, ce qui vient de ce que le malade a été deux ou trois jours ſans boire. On n'a point d'exemple que la chair des animaux qui ſont morts de la rage, ſi l'on en excepte l'œſophage, ait causé cette maladie à ceux qui en ont mangé. Leur foie, au contraire, passe pour un antidote contre cette maladie, ce qui prouveroit que le venin a son siege dans l'œsophage même.

On n'aura pas de peine à expliquer ces phénomenes, si l'on suppose dans cette partie une humeur de même nature que la chaux vive, laquelle se mêlant avec la salive & l'eau, fermente, se développe & acquiert une qualité caustique; on comprendra facilement qu'elle doit occasionner une disphagie cruelle, des nausées, des démangeaisons dans les gencives, une expuition fréquente, &c.

Le mercure se mêlant avec la mucosité de l'œsophage, & facilitant son excrétion, doit par une suite nécessaire empêcher l'élaboration du venin dans ses glandes, prévenir son développement, l'évacuer, & peut-être même le concentrer, de même qu'il corrige & concentre l'acide marin du sublimé corrosif dans l'aquila alba, ou le mercure doux.

Il conste par vingt années d'observations, que les frictions mercurielles, lorſqu'on les emploie à temps, & qu'elles ſont bien ménagées, ſont le meilleur préſervatif qu'on puiſſe employer contre la rage. *Deſault* Médecin à Bourdeaux, *Darluc* Médecin à Fréjus, le Pere *Du Choiſel* Jéſuite, en ont éprouvé l'effet. Ce dernier a guéri à Pontichery deux cents perſonnes de la rage, j'en ai moi-même guéri pluſieurs dans l'eſpace de quatorze ans, au lieu qu'avant cette découverte on ne ſait perſonne qui en ait échappé.

Parmi les différentes préparations mercurielles, telles que le turbith, le cinabre, &c. je n'en ſache point de meilleure que l'onguent Napolitain, dont il faut prendre une drachme, & oindre au plutôt la plaie & les parties voiſines. Lorſque le temps preſſe, on peut en employer demi-once la premiere fois, & réitérer l'onction tous les jours lorſque le malade ſort du bain, en ſe bornant à une ou deux drachmes, & cela durant quinze à vingt jours, juſqu'à ce que le malade ſalive plus qu'à l'ordinaire. Cela ſuffit pout prévenir cette maladie, bien entendu qu'on obſerve les précautions convenables, qu'on y joigne une diete humectante & rafraîchissante, & qu'on garantisse le malade du froid. On peut voir là-dessus les comment. de *Van Swieten*, sur les Aphorismes de *Boerhaave*.

Le musc à la dose de 16 grains, seul, ou mêlé avec 24 grains de cinabre dans l'eau-de-vie, produit un très-bon effet dans l'accès de l'hydrophobie, il procure le sommeil & la sueur. Les Hongrois conseillent d'en avaler un scrupule, pour exciter le pissement de sang qu'ils disent être très-salutaire dans cette maladie. Le conseil que donne *Heister* de sucer la plaie récente, n'est pas meilleur. Le *scarabée du mois de Mai est le méloé proscarabée de* Linnæus.

2. *Hydrophobia spontanea*; Hydrophobie spontanée.

C'est celle qui naît indépendamment d'aucune contagion, principalement dans l'espece d'hémitritée dont parle *Hippocrate*, appellant phrénétiques ceux qui en sont attaqués; on n'a jusqu'à présent que très peu d'histoires de cette maladie; Voyez *le Journal de Méd. de* Vandermonde.

L'Ill. Brogiani pense que cette espece d'hydrophobie eſt le *lycanche* des Grecs ; elle a quelquefois lieu, ſans avoir été précédée par aucune autre maladie, comme nous l'avons obſervé deux fois à Montpellier ; d'autres fois, au rapport de *Dulaurent*, elle eſt occaſionnée par la chaleur d'un voyage, ou, ſuivant *le Journ. de Méd. Fév. 1755*, par une violente commotion du cerveau. Les *eſſais d'Edimbourg* font mention d'une hydrophobie cauſée par une inflammation du cerveau à la ſuite d'un coup reçu à la tête. *Kochlerus* cité par *Morgagni* parle auſſi d'une pareille maladie occaſionnée par l'eau froide, bue dans le tems que le corps étoit dans une chaleur extrême ; l'Ill. *Vandellius* a obſervé deux fois, dans ſon eſclave, une hydrophobie paſſagere ſurvenue dans l'accès de l'épilepſie, & *Malpighi* atteſte qu'une femme devint hydrophobe pour avoir été mordue par ſa fille, dans le temps que celle-ci étoit dans l'accès épileptique. *Salmuth, cent.* 2. *obſ.* 52, *& le* P. Borelli, *cent.* 3. *obſ.* 38. parlent d'une hydrophobie ſurvenue dans la fievre maligne. *Les Actes de l'Acad. des Cur. de la nat. tom.* 2.

obſ. 205. font auſſi mention d'une hydrophobie paſſagere qui ſurvint dans une eſquinancie, & dans une rougeole; cette maladie a eu lieu auſſi dans une péripneumonie, *Journ. encyclopédique tom.* 13. & dans la maladie appellée *gaſtritis*, inflammation d'eſtomac. *Eſſais d'Edimbourg, tom.* 1.

Il ſuit de ce qui précede, que l'hydrophobie ſpontanée eſt ou primitive, ou ſymptomatique & deutéropatique, comme l'on dit vulgairement. Il y a quelques obſervations qui prouvent que l'hydrophobie ſpontanée eſt très-dangereuſe; on a cependant guéri, par des ſaignées copieuſes, celle qui ſurvient à l'inflammation de l'eſtomac; *Mead* fait mention d'une hydrophobie ſpontanée & périodique dont le malade mourut. Celle qui accompage l'angine & le paroxyſme de l'épilepſie, paroît exempte de danger, de même que toutes celles qui ſont paſſageres & ſymptomatiques. Ce ne ſera que par des expériences réitérées qu'on parviendra à connoître le traitement qui convient à ces ſortes d'hydrophobies, peuvent-elles ſe communiquer par la morſure ? c'eſt ce qu'on peut croire d'après deux obſervations. Un homme connu ſous le nom de *Matthieu* fut mordu aux levres, au cou & à la poitrine par un canard qu'il agaçoit au moment ou cet animal étoit tranſporté d'amour. Les parties mordues s'enflammerent & tomberent promptement en gangrene dont Matthieu mourut; il ſuit de là que les morſures des animaux tranſportés de fureur, ſont, pour ainſi dire, venimeuſes.

Si on examine tout ce que les Modernes ont écrit ſur la cure de l'hydrophobie, on ne conviendra pas avec *Nugent* & *le Camus*, qu'il faille s'abſtenir, dans le traitement de cette maladie, des frictions mercurielles ſi juſtement célebres par la guériſon d'un grand nombre d'hydrophobes. L'expérience, qui doit ſeule guider les praticiens, nous a appris que plus de 440 perſonnes mordues par des animaux enragés, ont échappé par le moyen des frictions mercurielles, à l'hydrophobie & à la mort, qu'ils n'auroient ſurement pas évitées avant l'an 1747, la méthode de *l'Ill. De Sault Médecin de Bourdeaux* n'ayant paru que depuis lors, & s'étant ensuite plus répandue par notre dissertation sur l'hydrophobie couronnée par l'Académie de Toulouse. Nous n'avons qu'un seul exemple d'hydrophobie guérie, dans une femme, par l'usage des anti-spasmodiques; & si cet exemple ne prouve pas en faveur des frictions mercurielles, on peut dire au moins, qu'il est aussi favorable au mercure qu'aux anti-spasmodiques, vu qu'on fit prendre à cette femme du cinabre à plusieurs reprises. Cette guérison est d'autant plus admirable, que cette femme étoit réellement hydrophobe, lorsqu'on commença à la traiter. Outre l'*Ill. De Sault* & *le P. Du Choisel Jésuite*, qui citent chacun deux exemples d'hydrophobies parfaitement guéries, *Journ. de Méd. Août 1766*, *MM. Darluc* & *Cavalier* Médecins Provençaux, ont vu quelques hydrophobies bien caractérisées par l'horreur de l'eau, par les spasmes & la fureur, disparoître entiérement par l'usage des frictions mercurielles. L'*Ill. Hoin*, Chirurgien de Dijon,

Dijon, a auſſi traité, ſuivant cette méthode, quatre hydrophobes qu'il délivra à la vérité de l'hydrophobie, mais qui moururent cependant quelque temps après.

La vraie méthode curative de l'hydrophobie, conſiſte à adminiſtrer le mercure au malade, auſſi-tôt après qu'il a été mordu par quelqu'animal enragé; ſi la morſure affecte le viſage ou la tête, il faut lui continuer ce remede pendant 15 jours au moins, avant qu'il ſe ſoit écoulé un mois depuis le moment de la morſure; ſi celle-ci n'affecte que les extrémités, le malade doit faire uſage du mercure pendant un mois entier; en effet l'expérience nous apprend que l'hydrophobie ſurvient beaucoup plus tôt, lorſque le viſage ou la tête ont été mordus, que quand la morſure n'affecte que les mains ou les pieds. L'*Ill. Darluc* obſerve que le terme de l'hydrophobie dans le premier cas, eſt ordinairement d'un mois, au lieu que dans le ſecond, il s'étend ſouvent à trois mois & plus. Auſſi remarquons-nous, que ceux qui dans le premier cas ont paſſé 15 jours ſans recevoir aucune friction mercurielle, ou qui n'en ont pas subi un assez grand nombre, sont en très-grand danger; & si nous voulons alors compenser le peu de temps qui reste par des doses de mercure plus fortes & plus souvent réitérées, il est à craindre, qu'en mettant le malade à l'abri de l'hydrophobie, on ne lui excite une fievre accompagnée de sueur, de spasmes, de salivation, d'inflammation des visceres & de la tête, & qu'il meure ensuite tranquillement, c'est-à-dire, sans être saisi de rage ni d'horreur de l'eau; c'est ce qui est arrivé six fois tant en Provence qu'en Bourgogne. Quoique cette méthode soit peu sûre, il est cependant nécessaire d'y recourir, comme à l'unique ressource qui nous reste, lorsque le malade implore trop tard le secours de la Médecine; c'est en suivant cette sage loi, que l'*Ill. Darluc* employa à fortes doses la pomade Néapolitaine, sur quatre paysans qui étoient menacés d'hydrophobie prochaine, vingt-cinq jours s'étant déjà écoulés depuis qu'ils avoient été mordus au visage par une louve enragée. Deux de ces paysans se retirerent au milieu d'un bois, pour se frotter tout le corps avec cette pomade; ils devinrent enragés, mais ils éprouverent trois jours après une salivation extrêmement copieuse, & reparurent ensuite parfaitement convalescens, au grand étonnement d'un chacun; voilà ce que m'a écrit M. *Cavalier.*

Lorsque le Médecin consulté les premiers jours de la morsure, n'est pas pressé par le temps, il doit, à l'exemple de Mrs. *de Sault*, *de Choisel*, *de Bertrand*, Médecin de Marseille, employer à petite dose la pomade Néapolitaine, c'est-à-dire, à la dose d'une drachme de deux jours l'un, en plaçant si cela est commode, des bains dans les jours d'intervalles; le mercure administré de cette maniere pénetre paisiblement dans tous les vaisseaux du corps, sans y causer aucun ravage ni aucune inflammation, & l'on parvient par cette méthode, à éteindre entiérement le venin hydrophobique, sans qu'il survienne une salivation sensible, qui feroit sortir le mercure du corps, beaucoup plutôt qu'il ne faut pour l'entiere guérison du malade.

Ceux qui ont été traités ſuivant cette méthode, ont tous échappés, ſans en excepter aucun que je ſache, quoiqu'ils euſſent été mordus au viſage ou à la tête : c'eſt en ſuivant le même traitement que j'ai ſauvé moi-même pluſieurs perſonnes mordues par des chiens, par des âneſſes, par des chats enragés, & l'*Ill. Darluc* en a guéri un très-grand nombre qui avoient été mordus non-ſeulement aux extrémités par des chiens, mais au viſage par des loups enragés; & il n'a jamais vu perſonne qui, dans ce ſecond cas, ait été guéri ſans le ſecours des frictions mercurielles. Il a obſervé deux épidémies d'hydrophobie ; la premiere en 1747 ſe communiqua par la morſure à vingt-ſept perſonnes ; la ſeconde en 1751 attaqua par la même voie douze perſonnes à Fréjus en Provence. Outre ces deux épidémies, M. *Darluc* obſerva auſſi en différens temps pluſieurs autres hydrophobies ſporadiques.

Je ne diſconviens pas que l'uſage du turbith minéral, de la panacée, de l'aquila alba, & peut-être de l'eſprit antivénérien, ne ſoit très-utile ; mais l'uſage des frictions eſt beaucoup plus ſûr, & on doit par conſéquent les préférer à toutes ces préparations mercurielles, ſur-tout au turbith minéral; en effet les molécules mercurielles, pénétrant par les vaiſſeaux cutanés dans la maſſe du ſang, parcourent néceſſairement tous les plus petits vaiſſeaux, au lieu que ſi elles s'inſinuent dans le ſang par les voies chyliferes, leur gravité ſpécifique qui eſt très-conſidérable les empêchent, ſuivant les lois de l'hydraulique, de pénétrer dans les petits vaiſſeaux latéraux, les obligeant de ſuivre les vaiſſeaux ſitués ſelon la direction de l'axe des vaiſſeaux plus conſidérables: le turbith minéral doit être preſcrit ſuivant la méthode de M. *Bertrand*, c'eſt-à-dire, peu de temps après la morſure, & à la doſe d'un grain ſeulement pour les femmes, & de deux grains pour les hommes, doſe qu'il ne faut pas réitérer trop ſouvent; ſans cette précaution, le turbith, qui eſt doué d'une éméticité très-énergique, l'eſtomac étant d'ailleurs très-ſuſceptible d'inflammation dans cette maladie, pourroit occaſionner des ravages inconnus juſqu'à préſent, tels par exemple, qu'une paraplégie mortelle qu'on a obſervée quatre fois; quant aux anti-ſpaſmodiques tels que le muſc, le camphre, l'opium, le ſuccin, on ne doit pas les négliger, ils ſont très-utiles, pris à petite doſe, ſur-tout dans le temps que l'hydrophobie étant bien manifeſtée par l'horreur de l'eau, ils ſont, pour ainſi dire, l'unique reſſource à laquelle on puiſſe recourir; mais les frictions mercurielles ſont beaucoup plus ſûres, & par conſéquent préférables pour remplir les indications prophylactiques.

Les hydrophobes ont pendant la nuit dans l'accès de leur fureur, les yeux auſſi brillans & auſſi étincelans, que ceux des chats, c'eſt ce qu'atteſte M. *Darluc* comme témoin oculaire. M. *Cavalier* a obſervé le même phénomene à Fréjus dans une fille hydrophobe, auprès de laquelle il s'étoit rendu après minuit pour la ſecourir. Ces obſervations confirment mon opinion ſur l'électricité du fluide nerveux, de même que ma théorie ſur l'hydrophobie, dans laquelle je prétends que le fluide nerveux eſt doué dans cette maladie d'une activité phoſphorique.

Ne pourroit-on pas regarder cette activité phosphorique du fluide nerveux comme l'effet d'un violent frottement qui a lieu dans l'accès épileptique, dans l'ardeur vénérienne, dans la fureur phrénétique, dans le fort des fievres ardentes, de même que dans les phlegmasies ci-dessus mentionnés? L'ardeur vénérienne, dont les chats sont enflammés dans le fort de l'hiver, n'est-elle pas une petite épilepsie? Si on frotte légérement ces animaux dans le temps de leur ardeur, on voit sortir des étincelles de toutes les parties de leurs corps; leurs yeux sont alors beaucoup plus brillans & plus étincelans. L'hydrophobie spontanée attaque plus souvent les loups pendant l'été que dans le printemps & l'automne, parce que la chaleur de l'été rend le fluide nerveux plus électrique, pourvu toutefois que le vent du midi ne souffle pas; les loups & les chats deviennent aussi hydrophobes pendant l'hiver, parce que la force électrique est alors plus intense; mais ce n'est pas ici le lieu de m'étendre sur ces objets renfermés dans la sphere des hypotheses.

ORDRE TROISIEME.

DÉLIRES.

LA raiſon eſt la faculté d'appercevoir l'enchaînement des vérités univerſelles, & l'homme n'eſt appellé animal raiſonnable, que parce qu'ayant atteint l'âge compétent, il eſt en état d'appercevoir cet enchaînement, ou ce qui revient au même, de former des propoſitions générales vraies & abſtraites d'après les obſervations qu'il a faites ſur pluſieurs individus composés : car *l'Entendement* dont l'homme eſt doué eſt la faculté de concevoir abſtractivement un individu, ou de former des idées générales ; les animaux ne connoiſſent que l'individu en total, ce qui fait qu'ils ne peuvent comprendre les vérités univerſelles, telles que ſont les élémens des Sciences.

Raiſonner, c'eſt déduire une troiſieme propoſition de deux autres qui ont un terme commun ; & c'eſt ce que les hommes ſont capables de faire dans les choſes intellectuelles ; par exemple, par rapport à la vertu, au vice, à la ſanté, à la maladie en général. Les animaux conſervent par l'entremiſe des ſens une idée des biens ou des maux qui les affectent, & en attendent de ſemblables dans des circonſtances pareilles. Cette attente ou expectative eſt quelque choſe d'analogue à la raiſon humaine, & on l'appelle vulgairement *inſtinct* ou *ſens commun*; car le ſentiment, ou la faculté d'appercevoir les impreſſions des objets préſens, joint à la mémoire, ſuffit preſque pour produire l'expectative de pareils événemens.

Les perſonnes bizarres ne ſont point dépourvues de cet inſtinct; non-ſeulement elles apperçoivent les biens & les maux ſenſitifs, mais il y en a quelques-uns qu'elles recherchent préférablement à d'autres, & leur erreur ne vient que d'un vice des organes ſitués hors du cerveau, qui leur fait préférer ces biens ſenſibles aux biens intellectuels, par exemple, qui porte les nymphomaniaques à préférer les plaiſirs de l'amour à la chaſteté; les faméliques, la bonne chere à la tempérance, en un mot, à regarder comme des biens estimables & réels, ce qui n'en a que l'apparence. La seule raison qui fait qu'on ne les regarde point comme des personnes dans le délire, est que le siege de l'ame, savoir la substance médullaire du cerveau, n'étant point affectée, elles peuvent résister à ces désirs morbifiques, & faire usage de la raison & de la liberté dont elles jouissent pour corriger leur erreur. Il n'en est pas de même de ceux qui ont le délire; leur cerveau étant lésé, en tout ou en partie, il leur est impossible de reconnoître leur erreur & de la corriger. Ceux dont le cerveau est entiérement affecté, semblables aux maniaques, raisonnent & jugent des objets à tort & à travers; les mélancoliques, dans lesquels il n'est affecté qu'en partie, ne jugent mal que de certains objets de leur délire, ils jugent sainement des autres, & ont l'esprit vif & pénétrant.

De plus, les personnes bizarres sont extrêmement opiniâtres dans leurs désirs & leurs aversions, & c'est proprement cette opiniâtreté qui fait leur bizarrerie. Leur jugement est d'ailleurs fort sain, si ce n'est dans les cas où le délire est compliqué de bizarrerie. Cette opiniâtreté est la même dans ceux qui ont le délire, avec cette différence qu'ils errent à l'égard des choses indifférentes, comme lorsqu'ils s'imaginent avoir une tête de cire, de terre, de verre, être Rois, Chevaux, Dieux, &c. Tels sont les jugemens absurdes qu'ils portent de ces sujets & de plusieurs autres, outre qu'ils agissent pour des motifs qui ne sauroient avoir lieu dans l'esprit des personnes qui se portent bien. Par exemple, j'ai connu un maniaque qui fut quarante jours sans vouloir prendre aucune nourriture, & qui ne vouloit que fumer du tabac, sans qu'il pût alléguer aucun motif de son abstinence. Un autre coupa le pouce à une petite fille de trois ans qu'il avoit, sans se souvenir de ce qu'il avoit fait, ni sans paroître s'en repentir, quoiqu'il répondît parfaitement aux autres questions qu'on lui faisoit.

Supposons un homme à la tête d'un concert, qui non-seulement entende les sons des instrumens qui le composent, mais encore ceux du clavecin ou de l'orgue qu'il touche, lorſque tous les regiſtres ſont ouverts. S'il a l'eſprit ſain, & s'il n'eſt diſtrait par aucune affaire ſérieuſe, il appercevra ſans peine ſi chaque inſtrument exécute ſa partie bien ou mal, il s'appercevra de la plus légere diſſonance, & dirigera tout avec la derniere juſteſſe & avec la plus grande ſageſſe. Tel eſt l'état de l'ame lorſqu'elle ſe trouve dans un corps ſain & bien conſtitué; mais ſi les inſtrumens dont ſes camarades ſe ſervent ſont faux, ou mal conſtruits, ſi quelques regiſtres de celui qu'elle touche ſont fermés, par exemple, ſi les organes de l'ouie, de la mémoire, de l'imagination ſont affectés, ou ſi elle eſt diſtraite, il eſt impoſſible que le concert ſoit bien exécuté, il ne ſera plus qu'un vrai tintamarre.

Telle eſt la confuſion qui regne dans la conduite des actions libres chez les perſonnes qui ſont dans le délire, quoique pluſieurs des actions naturelles ou vitales continuent à ſe faire paiſiblement & dans l'ordre requis, parce qu'elles n'exigent aucune attention de la part de celle qui préſide au ſyſtême nerveux ; & que l'habitude fait qu'elles s'exécutent à son insçu, de même qu'un joueur de violon bat la mesure avec le pied & la tête, tandis qu'il est occupé à former sur son instrument les différens tons qui composent sa piece.

Boerhaave définit le délire *une succession d'idées qui ne répondent point aux objets externes, mais à la disposition intérieure du cerveau ;* Pitcairn, *un rêve des personnes qui veillent.* L'hallucination est une erreur qui n'est point occasionnée par le vice du cerveau, mais par la mauvaise disposition des organes externes, comme dans le vertige, la berlue ; & cette erreur differe de la bizarrerie comme du pica, du satyriase, en ce qu'elle en suppose aucun désir, ni aucune aversion constante. Le délire, au contraire, dépend d'un vice du cerveau, & c'est ce qui fait que son hallucination ou sa bizarrerie est toujours relative à ce vice.

Lorsque l'ame est bien disposée, & telle que nous l'avons dépeinte en parlant du concert, toutes les actions & les idées, de même que les appétits & les mouvemens qui en dépendent, ſont déterminés par les circonſtances externes, auſſi bien que par la raiſon & la mémoire, qui eſt la gardienne des vérités, ou des préceptes univerſels; ce qui fait que nous appercevons les objets préſens; nous nous formons une image des abſens; nous nous rappellons le paſſé, & prévoyons l'avenir; nous jugeons des biens & des maux, à la balance du jugement; au moyen de quoi nos idées & nos actions ſont déterminées par ces principes internes & externes.

En un mot, il regne un accord parfait entre les circonſtances externes, & les notions que nous avons acquiſes de ce qui eſt bon & juſte; de maniere que nous réglons là-deſſus nos ſentimens, nos déſirs & nos actions, dans les circonſtances qui ſe préſentent.

Cet accord n'a pas lieu dans les différentes eſpeces de folies; ceux qui ont une hallucination, imaginent & apperçoivent ce qui n'eſt pas; les bizarres ſont moins dirigés par la volonté, que par l'appétit ſenſitif; ceux qui ſont dans le délire, ſemblables aux brutes, ne ſont point guidés par la raiſon, ils ſont même pires qu'elles, lorſqu'ils ſe livrent à leurs paſſions & à leurs caprices. Les perſonnes en démence ne ſont ni gaies ni triſtes, les mélancoliques n'ont que des paſſions triſtes, celles des maniaques ſont vives, & tiennent de l'emportement & de la colere.

La phrénéſie, la paraphrénéſie, l'inflammation de cerveau, ſont accompagnées d'une fievre aiguë inflammatoire, en quoi elles different des maladies qui troublent la raiſon, quoique celles-ci ſoient compliquées comme elles du délire. Ces maladies ſont accompagnées de l'engorgement des vaiſſeaux des ſubſtances corticales & médullaires du cerveau ou du cervelet, le ſang s'y porte avec impétuoſié, de même que dans les vaiſſeaux névrolymphatiques qui en ſortent, & cauſe dans les fibres médullaires ces pulſations & ces diſtenſions extraordinaires qui n'ont aucun rapport avec les objets externes; d'où s'enſuivent des idées extravagantes, des hallucinations, des caprices, des délires, qui, après que le ſang eſt appaiſé & l'engorgement détruit, cessent ordinairement au bout de quelques jours avec la fievre.

Dans le transport au cerveau, le délire est pour l'ordinaire passager, il est souvent la suite de quelque fievre, ou l'effet du poison. Au contraire, dans la manie, la mélancolie, la démence, l'aliénation d'esprit est constante & continuelle, & dépend bien moins du vice passager des fluides, que de celui des solides, ce qui fait que la guérison en est extrêmement difficile; témoin les maisons où on les enferme, lesquelles sont moins destinées à les guérir, qu'à les nourrir & s'assurer d'eux.

Ce seroit perdre son temps que de vouloir employer la voie de la raison, avec des gens qu'il faut souvent menacer & frapper pour leur faire prendre les remedes & la nourriture dont ils ont besoin. Ce sont les seuls malades qui ne sentent point leur mal, & qui ne s'en plaignent point; de sorte qu'il n'est pas étonnant qu'ils ne se soucient point de leur guérison. Peut-être même répondroient-ils au Médecin qui seroit assez heureux pour les guérir, ce que répondit le maniaque dont parle Horace : *Hélas mes amis, vous m'avez tué !* Cependant cette maladie a quelque choſe de ſi triſte & de ſi honteux, qu'un Médecin qui la guérit, mérite une reconnoiſſance éternelle des parens, des amis & des compatriotes du malade, ſuppoſé que ce dernier ne lui en ſache aucun gré.

XVII. *PARAPHROSINE;* appellée *Temulentia*, par Plater; *Delirium*, par les Latins, *Mentis alienatio*; en François, *Délire*, *Tranſport au cerveau*, *Aliénation d'eſprit.*

C'eſt un délire paſſager & ſouvent fébrile, en quoi il differe de la manie, de la mélancolie & des autres maladies conſtantes, de même que de la phrénéſie, de la paraphrénéſie, du ſynochus & du typhus, dont il eſt ſouvent la ſuite, comme la partie differe du tout.

Il provient ordinairement d'un vice du cerveau qui ébranle & ſecoue les fibres au point qu'il ſe forme des idées déterminées dans l'eſprit qui n'ont aucun rapport avec les objets externes, & qui cependant déterminent tous nos appétits & toutes nos actions.

C'est proprement un songe d'un homme qui veille. Lorsque nous rêvons, nous ne sommes point en état de chasser les phantômes qui se présentent à notre esprit, ni de reconnoître notre erreur; mais nous ne sommes pas plutôt éveillés, que comparant les objets qui nous environnent avec celui que nous avons vu en songe, nous reconnoissons aussi-tôt notre erreur, lorsque nous sommes en santé. Dans le transport au cerveau, nous ne sommes pas tout-à-fait éveillés, mais l'impression que le cerveau a reçue est si forte, que nous ne pouvons bannir l'idée qu'elle a occasionnée; de maniere qu'elle nous occupe si fort, que nos désirs, nos aversions, nos jugemens & nos actions, en dépendent entiérement. Il n'y a personne, par exemple, qui s'étant effrayé en dormant, ne puisse lorsqu'il s'éveille revenir de sa crainte; mais s'il se rendort, ces phantômes se présentent à lui de nouveau, de maniere qu'il lutte plusieurs fois une heure entiere entre ſon ſonge & ſa liberté. Si donc les vaiſſeaux ſanguins d'un fébricitant ſont tellement engorgés, qu'il ne puiſſe bannir l'idée qui l'occupe, & qu'elle l'emporte ſur les impreſſions qu'il reçoit de dehors, c'eſt inutilement qu'il apperçoit les objets extérieurs, ou il ne les voit point, ou bien il retombe dans ſa rêverie, & l'on dit de lui qu'il a un délire, ou un tranſport au cerveau.

1. *Paraphroſyne temulenta;* Délire cauſé par les narcotiques, & par les poiſons qui troublent la raiſon, appellé par Plater *temulentia*. B.

Ce délire eſt occaſionné par l'uſage immodéré des liqueurs qui ont fermenté, comme le vin, la biere, l'eſprit qu'on en tire, ſoit qu'on les boive, ou qu'on en reſpire les vapeurs, qu'on ſe baigne dedans, ou qu'on les prenne en forme de lavement. Ces eſprits agitent à un point extraordinaire le fluide nerveux contenu dans le cerveau, & y font naître une foule d'idées différentes, parmi leſquelles il y en a qui nous étant plus familieres, nous affectent & nous plaiſent davantage, ce qui fait que nous nous y attachons plus fortement, de maniere que nous donnons à connoître nos mœurs & notre façon de penser. Celui qui est colérique s'emporte, celui qui a du penchant pour l'amour soupire; les objets extérieurs ne les affectent point assez pour les obliger à feindre, ce qui a donné lieu au proverbe: *in vino veritas.*

2. *Paraphrosyne à venenis.* Délire causé par le poison. D.

Datura Methel. Du Guid d'Edimbourg, *Journal de Méd. Novemb. 1757.*

Un homme âgé de soixante ans, extrêmement robuste, ayant bu à jeun une pinte de lait dans lequel il avoit fait bouillir trois sortes de fruits différens, fut attaqué des symptomes suivans.

Il fut d'abord attaqué d'un vertige, qui le faisoit chanceler comme s'il eût été ivre; il perdit entiérement l'usage des sens, sans avoir aucune nausée, & il fut se coucher. Sa bouche & sa langue devinrent extrêmement seches, il balbutia, il demeura immobile, marmota entre ses dents, & tomba dans une espece de délire, gesticulant, se mettant à genoux, tendant les bras comme s'il eût cherché quelque chose. Il avoit les yeux tristes & abattus. Il perdit ensuite l'usage de la parole, & parut tranquille, son pouls disparut, ses membres se paralyserent, & il resta stupide pendant six à sept heures; après quoi il commença à entrer en fureur & à se rouler dans son lit, faisant quantité de signes auxquels on ne pouvoit rien comprendre. Il devint ensuite tranquille, & le soir même tous ces symptomes se dissiperent.

Datura stramonium. Cette plante, qui est fort commune dans le Languedoc, fournit il y a dix ans à des voleurs un poison dont ils firent usage pendant quelque temps. Ils piloient sa semence, & la mettoient infuser dans du vin, mais j'ignore la dose qu'ils en mettoient. Tout ce que je sai, est que ceux qui en buvoient une forte dose périssoient sans ressource, & j'ai connu & oui parler de plusieurs personnes qui en sont mortes. Ceux qui en boivent une moindre dose, s'endorment au bout de quelques minutes, ce qui donne le temps aux voleurs de les dépouiller. Le sommeil se dissipe au bout de quelques heures, mais le malade tombe en démence, extravague, est agité de mille idées désagréables, il perd ordinairement la parole, & s'exprime par des gestes, sans ressentir ni nausée ni cardialgie; ce délire dure plusieurs jours : il est gai, & il reprend son bon sens, mais il a peine à marcher, & il est si foible qu'il ne sauroit avoir commerce avec les femmes. Ce sont là les symptomes que j'ai observés, & dont ont été témoins les Magistrats de Montpellier, qui condamnerent ces malheureux au dernier supplice. Le bourreau d'Aix ayant autrefois pris de ce poison, alloit danser la nuit dans les cimetieres. On condamna à mort dans cette ville une maquerelle, qui après avoir aliéné l'esprit des jeunes filles par le moyen de ce breuvage, les prostituoit à prix d'argent. *Acosta* prétend que ce crime est très-commun chez les Orientaux. Voyez *Garidel* dans son Histoire des Plantes qui naissent dans la Provence.

La jusquiame à racine, fleurs &

feuilles noires, produit le même effet. Une femme de Montpellier & son mari ayant mangé à leur soupé de ses racines, pour des racines d'artichauts, furent attaqués au bout d'un quart d'heure d'un resserrement de gorge, ils perdirent la parole, ils furent attaqués d'une dysurie & d'une goutte sereine passagere, ils rioient comme des imbécilles, & changerent continuellement de place pendant deux jours consécutifs; ils furent ensuite atteints d'une céphalalgie & tomberent dans une grande foiblesse. Tous ces symptomes cesserent au moyen des émétiques & des cathartiques qu'on leur donna. Une autre femme que j'ai connue fut pareillement attaquée de cette maladie pour avoir mangé de ses feuilles qu'elle avoit fait cuire dans de l'eau.

Coriaria Nissolii, *Act. Acad.* vulgairement appellée *redoul.* Ses baies causent l'épilepsie, & ses feuilles ne sont pas moins nuisibles. Une femme de Montpellier ayant bu du bouillon dans lequel elle avoit mis cuire de ses feuilles, s'imaginoit, quoiqu'elle fût couchée, être suspendue en l'air; sa vue s'obſcurcit, & ces ſymptomes durerent deux jours.

Solanum hortenſe. Cette plante produit des baies de diverſes couleurs. Il ſuffit d'en mettre ſept à huit dans un gâteau, pour cauſer à ceux qui en mangent un pareil délire. Les payſans des environs de Montpellier, ſe plaiſent quelquefois à attraper ainſi ceux qui mangent chez eux. *Voyez* ce que je dis des effets de la *bella dona* au mot *carus.*

3. *Paraphroſyne ab opio.* Collect. Acad. *tom. 3. pag. 676.* par *Chriſt. Schelhammer.* Délire cauſé par l'opium. B.

Un homme ayant pris vers la minuit trois grains & demi d'opium & autant de ſafran, fut attaqué des ſymptomes ſuivans. 1°. Il eut pendant un quart-d'heure un ſommeil inquiet, agité & interrompu par divers ſonges; 2°. il s'éveilla avec la bouche ſeche & la langue priſe, de maniere qu'il avoit peine à articuler; 3°. une heure après, il fut attaqué de vertiges, & d'une grande peſanteur de tête; 4°. il lui ſembloit qu'il étoit ſuſpendu en l'air, & que tout tournoit autour de lui;

5°.

5°. il chanceloit sur ses jambes & avoit peine à marcher, l'engourdissement diminua peu à peu, mais la stupeur qu'il sentoit dans les membres augmenta; 6°. il étoit hors de lui-même, & ignoroit s'il existoit ou non, il répondoit assez pertinemment aux questions qu'on lui faisoit; 7°. il perdit l'usage de ses sens au bout de demi-heure, à l'exception de la vue & de l'ouie; le vinaigre lui parut insipide, il ne trouvoit aucune odeur à l'esprit volatil de sel ammoniac, il n'avoit aucun sentiment; 8°. cependant, lorsqu'il appliquoit ses mains sur ses joues, il les trouvoit froides. Au bout de demi-heure, il sentit du froid dans tout son corps, sur-tout dans les extrémités, ses muscles s'engourdirent au point qu'il avoit de la peine à marcher, de maniere qu'on fut obligé de le conduire dans un poêle, de le faire marcher par force, crainte qu'il ne mourût, car il s'endormoit en marchant; 9°. vers les trois heures du matin, il recouvra l'usage de la raison, son pouls, qui auparavant étoit presque insensible, se ranima. On le laissa dormir, mais son sommeil étoit extrêmement agité, & il n'étoit plus maître de lui-même du moment qu'il fermoit les yeux, si bien qu'il évitoit de dormir autant qu'il lui étoit possible; 10°. on lui donna à quatre heures du matin une potion spiritueuse qui ranima ses forces, il sentit au bout de quelque temps un fourmillement dans tous ses membres, qui se dissipa à l'aide de plusieurs frictions réitérées, & il recouvra le sentiment; 11°. après que ces symptomes se furent dissipés, le malade avoua que pendant tout le temps qu'ils avoient duré, il n'avoit eu que des idées vagues, & qu'une connoissance confuse de son état, mais qu'il s'étoit ressouvenu de tout ce qu'il avoit fait auparavant; 12°. il ajouta qu'il n'entendoit point ce qu'il lisoit, que ses yeux lui avoient paru quatre fois plus gros qu'à l'ordinaire, & qu'il craignoit de faire peur à ceux qui le regardoient. Ce narcotique cessa d'opérer au bout de six heures, & il fut parfaitement guéri.

On peut déduire de cette observation plusieurs corollaires fort utiles pour perfectionner la psychologie.

L'opium trouble, interrompt la faculté qui nous rend attentifs aux objets, & qui nous fait réfléchir sur nos idées, il n'affecte point la mémoire, & émousse certains sens préférablement à d'autres. Il paroît y avoir deux sortes de tacts; celui par lequel on distingue les corps se perd, tandis que l'autre qui nous fait sentir le froid, subsiste dans toute sa force. L'imagination qui fait croire au malade qu'il est suspendu en l'air, & que produisent les autres poisons, tels que la jusquiame & les feuilles de sumach, est singuliere.

Ab atropâ belladonâ. Voyez l'observ. de M. *Dumoulin*, Médecin à Clugny, *dans le Journal de Médecine, Août 1759, pag. 119.*

Nota. Les différens degrés du transport au cerveau sont, le *délire*, la *fureur*, la *rage*.

Le *délire* est le premier degré. Ceux qui en sont affectés restent tranquilles, & se contentent de parler, ou de folâtrer.

La *fureur* est une aliénation d'esprit accompagnée d'audace, d'un regard féroce, d'une voix forte, de gestes vifs & menaçans.

La *rage* eſt une aliénation d'eſprit, dans laquelle le malade cherche à ſe nuire à lui-même & à autrui. C'eſt le dernier degré du délire.

La même eſpece de maladie eſt tantôt accompagnée de délire, tantôt de fureur, tantôt d'audace. Par exemple, j'ai vu une fille attaquée de l'hydrophobie, qui fut extrêmement tranquille juſqu'à ſa mort. Elle avoit ſeulement de l'averſion pour l'eau, & elle faiſoit tous ſes efforts pour la vaincre. J'ai auſſi connu un enfant qui avoit été mordu par un chat enragé, qui conſerva juſqu'au dernier moment la douceur de ſon caractere. C'eſt donc à tort que pluſieurs perſonnes emploient les mots d'*hydrophobie* & de *rage* comme ſynonymes, vu qu'il y a des perſonnes enragées qui ne ſont point hydrophobes, & des hydrophobes qui ne ſont point enragés.

Dans la vraie phrénéſie de même que dans la phrénéſie fébrile, le même malade eſt tantôt paiſible dans ſon délire, tantôt il eſt furieux dans le paroxyſme, & tantôt il devient enragé lorſqu'on l'irrite. C'eſt donc mal à propos que l'on rend le mot de *phrénéſie* par celui de *fureur*, quoique celle-ci ait souvent lieu dans la phrénésie, aussi bien que dans la manie.

La rage n'est donc point un genre de maladie, mais un accident qui peut arriver aux maniaques, aux hydrophobes, aux mélancoliques, aux démoniaques, & à plusieurs autres malades.

4. *Paraphrosyne à conio*, Linn. en grec *conion*; Galen. A.

La grande cigue de *Gaspard Bauhin*. La cigue de *Mathiole* est la même que le *conium* de *Linnæus*. On la confond ordinairement avec la cigue aquatique de *Wepfer*. Le *conion*, dit *Galien*, cause cette espece de démence que les Grecs appellent *conion*.

Ses feuilles causent aux ânes un carus qui les rend stupides & les fait paroître morts, si bien qu'il est quelquefois arrivé, lorsque les paysans ont voulu les écorcher, qu'ils se sont éveillés à la moitié de l'ouvrage, ce qui a effrayé l'écorcheur & apprêté à rire aux assistans.

Gaspard Bauhin prétend que sa racine cause aux hommes trois ou quatre heures après qu'ils en ont mangé, une démence, qui les fait errer çà & là pendant la nuit sans savoir où ils vont, comme des furieux, si bien qu'ils donnent de la tête contre les murailles, & se trouvent le matin tous ensanglantés. C'est ce qui arriva à un Religieux, qui avoit mis dans sa soupe de la ciguë pour du persil. Il fut attaqué pendant deux mois, tantôt de démence, tantôt de fureur. *Gaspard Bauhin* a guéri tous ces malades. *Comment. in* Matthiol. *de cicutâ, pag. 988.*

On croit que le poison dont on se servit pour ôter la vie à *Socrate*, n'étoit point le suc du *conium*; mais celui de la ciguë de *Linnæus*, appellée par Tournefort *sium erucæ folio*, lequel est beaucoup plus subtil, & tue sur le champ; d'où vient, à ce que dit *Théophraste*, que pour ralentir son effet, on le mêloit avec de l'opium.

J'ignore si ce conium, appliqué en forme de topique sur les parties génitales est aussi propre à guérir le satyriase que la ciguë ordinaire; tout ce que j'en sai, est que son extrait dont on fait aujourd'hui un si grand usage, ne possede point cette propriété.

5. *Paraphrosyne magica ; Delirium magicum*, Kempfer, *Amœnitat. fasciculo 3. pag. 651.* Délire magique. A.

Les Indiens ont un électuaire magique composé avec la graine de datura, l'opium, & de la farine de graine de chanvre, qu'ils mêlent avec divers aromates, pour amortir sa violence, & le rendre propre à ranimer les esprits. On lui attribue plusieurs effets, dont les uns paroissent incroyables & les autres fabuleux; par exemple, qu'un mari qui en a pris, a la vue si troublée, que sa femme peut lui planter des cornes à son nez sans qu'il s'en apperçoive. Voici plusieurs faits dont *Kempfer* prétend avoir été témoin. Lorsqu'il survient quelque disette ou quelque orage dans l'île de Malabar, on choisit un nombre de jeunes filles que l'on pare superbement, & que les Brachmanes conduisent en procession, dans la vue d'appaiser leur idole. Dès qu'elles sont hors du temple, le Prêtre qui les conduit prend son rituel & récite une certaine formule qui les fait entrer en fureur. Elles sautent, elles dansent, elles tombent dans des mouvemens convulsifs, elles tournent les yeux, elles tordent les membres, elles écument, & tombent dans un état qui inſpire la frayeur aux aſſiſtans, & qui leur fait croire qu'elles ſont agitées par les malins eſprits auxquels on les a livrées. Cette farce eſt accompagnée d'un tintamarre affreux de cymbales & de tambours, qui augmente encore par les cris & les gémiſſemens du peuple. Lorſque ces malheureuſes ſe ſont laſſées au point de ne pouvoir plus ſe ſoutenir, les Brachmanes les ramenent dans le temple, ils les font coucher, & leur donnent un breuvage, qui amortit l'effet du premier, & qui leur rend au bout d'une heure leur premiere tranquillité. On les produit alors en public, pour faire voir au peuple que les malins eſprits les ont quittées; & que c'eſt par leur entremiſe qu'ils ſont rentrés en grace avec leur idole, qu'ils appellent *Wiſtnu.*

Kempfer s'étant un jour trouvé à un repas avec quelques-uns de ſes amis, un Banian leur donna un certain électuaire en forme de bol, qui les raſſaſia tout-à-coup, & leur inſpira une joie extraordinaire. Ils rioient à gorge déployée, ils chantoient & s'embrassoient les uns les autres avec la plus grande cordialité. Lorsqu'ils furent montés le soir à cheval pour s'en retourner, il leur sembla qu'ils voloient dans l'air, & qu'ils étoient entourés d'un arc-en-ciel; ils mangerent avec un appétit dévorant les mets qu'on leur avoit préparés pour souper, & le lendemain ils se réveillerent également sains de corps & d'esprit.

Les Indiens sont dans l'usage de mâcher du matin jusqu'au soir une certaine composition qu'ils appellent *Betel*, qui est faite avec la feuille du poivre appellé bétel par *Linnæus*, le fruit ou la noix d'areca, & de l'écaille d'huîtres calcinée, à laquelle ils donnent la forme d'un trochisque qu'ils enveloppent dans une feuille de bétel. Elle provoque la salive, & lui donne une couleur de sang; elle adoucit l'haleine, fortifie les gencives, & l'areca qu'on y ajoute, quelque petite qu'en soit la dose, produit une légere ivresse, calme & réjouit les esprits. *Kempfer* n'a jamais mangé du bétel, qu'il ne lui ait causé des anxiétés, des sueurs froides, &

des vertiges pareils à ceux que produit la fumée du tabac.

Les Indiens mêlent leur tabac avec de la teinture d'opium, pour que sa fumée ait plus de force, & leur trouble le cerveau.

6. *Paraphrosyne febrilis*, *Patholog. Meth.* appellée par Boerhaave, *Aphor. Delirium febrile*; Délire fébrile. A.

Dans les fievres aiguës, principalement dans le synochus, le typhus, la tierce continue, &c. l'action du cœur augmentant, & le sang étant poussé presque en droite ligne du ventricule gauche dans les carotides, & de celles-ci dans les vaisseaux du cerveau, agit sur eux avec plus de force, que sur ceux qui sont dans la même distance du cœur, mais dont les sinuosités sont plus fréquentes, & forment des angles plus aigus, comme nous l'apprenons des principes hydrodynamiques que *Michelot* nous a donnés, & qui se trouvent confirmés par les expériences que j'ai faites moi-même, & qu'on peut voir dans ma *Dissert. de Medicam. specific. actione.* De là s'ensuivent des engorgemens dans les vaisseaux du cerveau, un plus grand frottement de la part du ſang contre ces mêmes vaiſſeaux, de même que contre ſes fibres, leſquels produiſent des idées involontaires, qui n'ont aucun rapport avec les objets extérieurs; & par une ſuite néceſſaire, le délire, l'aſſoupiſſement, l'indifférence pour les choſes les plus néceſſaires, l'anorexie, l'adypſie, l'aſthénie, le ralentiſſement de la circulation, la ſuſpenſion des ſecrétions, & les ſymptomes du typhus. J'ai trouvé pluſieurs fois dans les cadavres que j'ai ouverts, les vaiſſeaux de la pie-mere engorgés de ſang. Le délire eſt précédé de la pulſation des arteres temporales, laquelle vient de la carotide qui pénetre dans les os du crâne, & qui ayant la forme d'une S, ſe reſſent davantage de l'action du ſang. Les ſymptomes qui l'annoncent ſont, l'inſomnie, des idées vives, promptes, différentes paſſions, une voix forte, menaçante, des yeux étincelans, &c. Le délire ne s'eſt pas plutôt manifeſté, que le pouls devient plus lent, la reſpiration moins fréquente, grande, entrecoupée, l'ame ne ſentant point la néceſſité où elle est d'accélérer le pouls & la respiration, &c. L'engorgement augmentant par un effet du délire, il en résulte un carus, des convulsions, & d'autres symptomes encore plus funestes.

Pour obvier à ces accidens, il faut, si la fievre est violente, saigner le malade du bras, du pied & de la jugulaire, lui appliquer des sangsues au fondement, s'il est sujet aux hémorroïdes, rappeller les menstrues dont le cours a cessé, avec des pédiluves, tenir le ventre libre avec des lavemens, ne donner au malade que des bouillons légers, pour détourner le sang du cerveau.

7. *Paraphrosyne à pathemate*, Plater. *Délire causé par les passions.* B.

Charles VI, Roi de France, ayant pris un coup de soleil, & ayant été averti par un inconnu d'une trahison que l'on tramoit contre lui, tomba dans un délire furieux, dans lequel il s'imaginoit voir des spectres qui fondoient sur lui l'épée à la main; il attaqua & blessa plusieurs de ceux qui l'accompagnoient, & eut pendant trois jours l'esprit entiérement aliéné.

J'ai connu plusieurs personnes habituées au laudanum, qui, lorsque j'ai voulu les en déshabituer, en leur donnant du jus de réglisse imprégné de laudanum en forme de pilule, sont tombées dans un délire, accompagné de foiblesse & d'un pouls très-languissant. J'ai aussi connu un Chirurgien, qui se trouvant dans l'impuissance d'acheter de l'opium, dont il avoit coutume d'avaler quelques drachmes, tomboit dans un délire furieux, dont il ne revenoit que lorsqu'on lui en donnoit.

Lorsqu'on traite des sujets habitués au vin, à l'eau-de-vie, & autres liqueurs semblables, & qu'on les en prive, soit parce qu'ils ont la fievre, ou qu'ils sont blessés, ils tombent dans le délire, leur pouls devient petit & fréquent, ils sont altérés, ils ont de violens maux de tête, & tous ces symptomes cessent dès qu'on leur en donne. *Alexandre Monro* rapporte quantité d'exemples semblables dans les *Actes d'Edimbourg, tom. 6. article 46*; & entr'autres, qu'il a vu des personnes blessées qui buvoient tous les jours une livre d'eau-de-vie, & qui loin de s'en trouver mal, en recevoient beaucoup de ſoulagement. Il dit même avoir obſervé que lorſqu'on leur en refuſoit, ils tomboient dans le délire, & ſe trouvoient plus mal, & qu'ils n'en avoient pas plutôt bu, que la fievre, le délire & les autres ſymptomes diſparoiſſoient. Ces ſortes de malades étoient extrêmement adonnés au vin.

8. *Paraphroſyne puerperarum*, Moriſot Deſlandes chez Puzos, *Traité des Accouchemens*, *Préface*, *pag.* 44. Délire des femmes en couche. A.

Le délire, chez les femmes en couche, eſt, ou un ſymptome hyſtérique, ou un avant-coureur de l'apoplexie. Le premier commence par un mal de tête, & on le diſtingue des autres ſymptomes hyſtériques par la diſpoſition habituelle de la malade aux vapeurs, ce que l'on connoît à ſa légéreté, ſa ſenſibilité, ſa vivacité, ſa puſillanimité, &c. On le guérit à l'aide d'une potion anti-hyſtérique cordiale.

A l'égard du délire obſcur, dans lequel les accouchées tombent par intervalle, quoique les lochies prennent leur cours, lorſqu'il eſt accompagné d'un mal de tête, qui prend ſubitement comme un coup de marteau, d'un tintement d'oreille, & de mouvemens convulſifs au viſage, il dégénere très-ſouvent en un carus ou en une apoplexie mortelle, lors ſur-tout que des perſonnes officieuſes, l'attribuant à l'abſtinence & au vuide du cerveau, donnent trop à manger à l'accouchée.

9. *Paraphroſyne calentura; Philoſoph. tranſact.* Stubbes *n°. 36. art. 2. Collect. Acad. tom. 1. pag. 140.* A.

Cette eſpece differe de la phrénéſie appellée *calentura* en ce qu'elle n'eſt accompagnée d'aucune fievre; elle eſt cauſée par la ſaburre, & ſe guérit par le vomiſſement. C'eſt un délire de peu de durée, mais ſubit, & agréable, familier à ceux qui navigent au voiſinage du tropique; ils s'imaginent appercevoir au milieu de la mer des arbres, des feuilles & d'autres choſes ſemblables; ils ſe précipiteroient dans la mer, ſi les aſſiſtans ne les retenoient; ils ne ſe plaignent au reſte d'aucune chaleur immodérée; leur langue eſt très-nette. *Cure.* Après avoir fait précéder l'émétique, qui suffit le plus souvent pour faire disparoître le délire, on prescrira au malade une diete légere, & une ou deux saignées le jour suivant.

10. *Paraphrosyne febricosa*, Vandermonde *Journ. de Méd. 1767. pag. 195.* Délire fiévreux.

Un jeune homme tomboit tous les deux jours dans un délire, qui résista pendant deux mois aux purgatifs, aux saignées, aux vésicatoires & aux sangsues; le malade n'avoit presque point de fievre, mais il étoit extrêmement foible, & épuisé par l'excès de vénus. Il fut heureusement guéri par l'usage du quinquina.

11. *Paraphrosyne critica*, Preysinger, *cap. 2. de diagnosi.* Délire critique. A.

Cette espece annonce une crise prochaine dans les maladies aigues. On la connoît par la coction qui a précédé, & par la présence des autres signes critiques; elle s'appaise par la crise qui ne tarde pas à se faire, par quelque évacuation ou par une métastase.

12. *Paraphrosyne hysterica*, Ill. Lorry, *de melancoliâ*, *tom.* 1. *pag.* 78.

C'est un délire ou une insomnie périodique d'une personne qui veille réellement ; cette maladie, dont l'*Ill. Lorry* a donné l'histoire, est si semblable au somnambulisme cataleptique dont j'ai fait l'exposé, qu'il ne manque dans l'histoire de *Lorry*, que la flexibilité des membres, pour que ces deux maladies soient parfaitement les mêmes. Voici ce que dit *Lorry* : Une femme peu réglée, & qui n'avoit point encore fait d'enfant, étoit sujette à une espece de délire, qui n'étoit accompagnée d'aucune convulsion violente ; elle parloit, pendant ce délire, à quelqu'un des assistans, d'une voix d'abord obscure, ensuite claire & distincte ; elle voyoit cette personne, observoit ses moindres gestes, & quoiqu'elle lui parlât de différentes choses, elle rapportoit cependant tout à une seule idée qui l'occupoit uniquement. Cette personne étoit la seule de tous les assistans qu'elle voyoit ou qu'elle entendoit parler ; aucune autre ne frappoit ses sens : on aura peine à croire ce fait ; & je le croirois moi-même difficilement, si je n'en avois été plusieurs fois témoin avec le plus grand étonnement, ainsi que plusieurs personnes qui vivent encore. Cette femme ayant perdu sa mere qui lui fut enlevée par une mort subite, conversoit avec elle, comme si elle eût été présente, elle lui répondoit comme si elle l'eût interrogée, elle la prioit instamment de prendre soin de sa santé, & de faire appeller un Médecin qu'elle lui désignoit comme le plus célebre ; quoique mariée depuis long-temps, elle parloit à sa mere de son prochain mariage d'une maniere fort sensée & en des termess très-modestes, elle lui faisoit à ce sujet plusieurs objections, & en réfutoit d'autres ; on eût dit, à l'entendre, qu'elle épanchoit son cœur dans le sein de sa mere ; elle parloit de tout avec beaucoup desprit & de bon sens, ne délirant qu'en ce qu'elle s'imaginoit que sa mere vivoit encore & étoit auprès d'elle ; elle se portoit d'ailleurs très-bien, quoiqu'elle tremblât saisie de frayeur au moindre bruit qu'elle entendoit & à la vue de certains objets. Cette femme devint enfin pulmonique, & l'agitation de ses nerfs cessa, au moment où la fievre lente commença à paroître. Voilà l'histoire que *l'Ill. Lorry* rapporte.

La femme attaquée du somnambulisme cataleptique dont j'ai fait mention, paroissoit de même, dans ses accès, privée de tout sentiment; on l'agaçoit, on la piquoit, elle ne sentoit rien; elle parloit tantôt à son mari, quoiqu'absent, tantôt à une autre personne, qu'elle croyoit présente; elle leur parloit, dis-je, avec un geste, un ton de voix, & les yeux ouverts, comme dans l'état paisible de santé; c'est ce que j'ai observé deux fois pendant demi-heure. Il y a plus, son mari, qui est Médecin, m'a raconté, qu'étant un jour dans le fort d'un accès, elle ne le voyoit & ne l'entendoit pas, quoiqu'il lui parlât; mais qu'un Chirurgien étant entré alors dans sa chambre, elle fut aussitôt transportée d'une violente colere, croyant appercevoir en lui son ennemi; lorsque cette femme jouissoit, pendant ses accès, de quelque moment de tranquillité, si on fléchissoit, ou si on étendoit alors ses doigts, ses mains, ses bras, ces parties conservoient la position qu'on leur imprimoit, jusqu'à ce que la nécessité de gesticuler les obligeât de changer de situation; j'ai observé plusieurs fois ce phénomene. Lorsque l'accès étoit fini, cette femme ne se rappelloit rien de ce qui s'étoit passé.

Une fille âgée de 10 ans, habituellement pâle, & d'une mauvaise complexion, fut attaquée d'une maladie fort analogue à celle dont nous venons de parler. Cette fille, dit *Lorry*, éprouvoit chaque jour des convulsions, pendant lesquelles, étendue sur son lit, & privée presque de tout sentiment, elle parloit pendant plusieurs heures de suite, avec beaucoup de célérité & sans aucune interruption, montrant dans ses discours un esprit supérieur à son âge. Sa mere fort assidue auprès d'elle la soulageoit, en lui serrant le front, au point que les convulsions recommençoient, lorsqu'on cessoit de le lui serrer; & ce qui paroîtra fort étonnant, c'est que pendant que les autres sens paroissoient entiérement suspendus, le tact étoit dans cette fille si fin & si délicat, que si une autre femme que sa mere lui serroit le front, elle entroit aussitôt en colere, jusqu'à ce que sa mere eût repris cette fonction; cette maladie de même que le somnambulisme cataleptique, présente des phénomenes qu'on aura peine à croire, si on n'en a été témoin oculaire; nous attestons ce que nous avons vu de nos propres yeux, afin de rendre dans la suite la psychologie plus parfaite.

13. *Paraphrosyne ab hyosciamo;* Mémoires de la Société de Londres 1752, par *Stedmann*. Délire causé par la Jusquiame.

La décoction des feuilles de jusquiame noire jette ceux qui en boivent dans un vertige & une espece d'ivresse, laquelle est suivie au bout de trois heures d'un délire fébrile, d'un pouls irrégulier, d'un changement dans la couleur du visage, d'un regard effaré, de pesanteur dans les jambes.

Les malades en sont délivrés par des sueurs abondantes & un écoulement copieux d'urine, ou par un vomissement qu'on leur procure, en leur faiſant avaler de l'ipecacuanha avec de l'eau tiede & de l'huile. Il y en a quelques-uns qui ſont encore ſujets pendant un mois à des foibleſſes, des coliques d'eſtomac, des tranchées, des maux de tête, des vertiges.

XVIII. *AMENTIA*; en Grec, *Paranoia*; en Latin, *Dementia*, *Fatuitas*, *Vecordia*; en François, *Imbécillité*, *bêtiſe*, *niaiſerie*, *démence*. Les malades, *amentes*, *dementes*, *imbecilles animo*, *fatui*; Imbécilles, niais, fous, inſenſés.

C'eſt une maladie qui trouble la raiſon & le jugement. Elle differe de la ſtupidité (*moroſis*), en ce que les perſonnes en démence ſentent parfaitement les impreſſions des objets, ce que ne font pas les ſtupides; mais les premieres n'y font aucune attention, ne s'en mettent point en peine, les regardent avec une parfaite indifférence, en mépriſent les ſuites & ne s'en embarrassent point ; en quoi ils ressemblent aux enfans, qui négligent les choses les plus sérieuses & les plus importantes, pour s'occuper de bagatelles. Les personnes en démence ont de l'indifférence pour toutes choses, ils rient & chantent dans des circonstances qui affligent les personnes saines ; elles sont insensibles à la faim, à la soif & au froid. Elles ne sont ni colériques ni emportées comme les maniaques, ni tristes ni pensives, comme les mélancoliques.

1. *Amentia senilis*, *Delirium senile* ; Etat d'enfance, Radoterie ; en grec *Paragerao*, je rêve, je radote ; *lerema* & *paralemera*, de *lereo*, je badine, je dis des sottises, des niaiseries ; & c'est de là peut-être qu'est dérivé le mot de *délire*. L.

Cet état d'enfance ne seroit-il point occasionné dans les vieillards par la rigidité des fibres, qui les rend insensibles aux impressions des objets, & par conséquent indifférens pour les choses les plus essentielles ?

2. *Amentia serosa*, de Fabrice Hildanus, *centur. 4. obs. 10. de hydrocephalo*,

Wepfer, *exercitat. de apoplexiâ*, *hist.* 4. Démence causée par un amas de sérosité dans le cerveau. C.

Quoique l'hydrocéphale interne & la laxité du cerveau soient souvent suivis de la stupidité & d'affections soporeuses, il n'est pas moins constant que la démence n'a souvent d'autre cause qu'un amas de sérosité dans le cerveau. *Kerkringius* rapporte, sur la foi d'un boucher très-expérimenté, que les brebis folles, qui ne mangent ni ne boivent, n'ont point de cerveau, & que sa substance est entiérement convertie en eau. C'est là proprement la cause de ce que Kerkringius, *obs. anatom.* 46. appelle *fatuitas ovina.*

3. *Amentia à venenis*, Ray, *histor. plantar. de stramonio*, *pag.* 707. J. Bauhin, *histor. plantar. de hyosciamo*, *croco*; Barrere, *observ. anatom.* 3. *pag.* 54. *edit.* 2. 1753. Démence causée par le poison. L.

Indépendamment des symptomes que cause l'usage interne des racines & des graines de ces plantes, de même que celui de l'opium, les malades tombent assez souvent en démence, comme on on l'a pu voir à l'article du délire. Il conste par les observations que rapporte Hamberger dans sa *dissertat. sur les narcotiques*, que ces poisons dissolvent le sang, & causent des engorgemens dans les vaisseaux du cerveau.

4. *Amentia à tumore*, Plater, *observ. lib. pag. 13.* Démence causée par une tumeur.

Un soldat nommé *Bonecourt*, qui avoit autrefois servi avec distinction, ayant reçu un coup à la tête, devint imbécille au bout de trois ans, au point qu'il paroissoit avoir entiérement perdu la raison. Il ne mangeoit ni ne buvoit, & ne se couchoit qu'autant qu'on l'y forçoit. Il ne parloit qu'autant qu'on l'interrogeoit, & encore ne proféroit-il que quelques mots qui n'avoient aucun rapport à la question. Il rendoit par le nez quantité de pituite aqueuse, & ne pouvoit rester un moment à table sans s'endormir. Il mourut, & on lui trouva dans le crâne une grosse tumeur ronde squirreuse & fongueuse directement placée sur le corps calleux du cerveau, & quantité d'eau dans ses ventricules.

5. *Amentia ab hydatidibus*, Panarole, *pent. 1. obs. 17.* Démence causée par des hydatides. L.

Il est difficile, & même inutile de connoître si la maladie est occasionnée par des hydatides, ou par une sérosité épanchée dans le cerveau, vu qu'on ne sauroit y apporter remede.

6. *Amentia microcephala*, Willis, *pharmac. ration.* Démence causée par la petitesse du cerveau. L.

Quelques Philosophes prétendent que la trop grande petitesse de la tête & du cerveau influe sur l'esprit & le jugement; mais leur conséquence me paroît fausse, vu que l'homme est celui de tous les animaux qui a le moins de cerveau, à proportion de la grosseur de son corps, comme M. *Arlet* le prouve très-bien dans les *Mémoires de la Société Royale de Montpellier.* Je suis cependant persuadé que la trop grande petitesse de la tête émousse l'activité des organes de l'imagination. J'ai vu un exemple de cette espece de démence dans une jeune fille qui est à l'hôpital de Montpellier, que l'on appelle *le Singe*, à cause qu'elle a la tête très-petite, & qu'elle ressemble à cet animal.

7. *Amentia ex ſiccitate*, Bonet, *ſepulchret. tom. 1. pag. 260.* Démence cauſée par la ſécherеſſe du cerveau. L.

Un Bourgeois de Liege tomba dans la démence & dans une eſpece d'enfance à la ſuite d'un délire violent. On lui trouva le cerveau deſſéché, friable dans pluſieurs endroits, & jaune comme un citron.

Nota. Trois jeunes filles qui avoient voyagé ſur une charrette dans le fort de l'hiver, devinrent imbécilles pendant quatorze jours, lorſqu'elles furent de retour chez elles. *Bartholin* les guérit en leur enveloppant la tête d'une peau de mouton nouvellement écorché. Rien n'eſt plus propre à émouſſer la ſenſibilité des fibres médullaires du cerveau, & à affoiblir la raiſon, que ce qui les roidit, ſoit en les deſſéchant, les refroidiſſant ou les coagulant. Il en eſt de même de ce qui augmente leur flexibilité, ou les relâche; leur ſenſibilité diminue, & la raiſon en ſouffre également.

8. *Amentia moroſis; Stupidité, bêtiſe;* en Grec, *anoia;* en Latin, *ingenii ſtupor, tarditas, ſtupiditas*, Willis, *cap. 13.*

Les malades, *blenni*, *bardi*, *ſtolidi*; Niais, hébétés, ſtupides. L.

La ſtupidité conſiſte dans l'affoibliſſement, la lenteur, & l'abolition de l'imagination & du jugement, ſans aucun délire; on ignore ſi elle differe ou non de la démence cauſée par la ſéroſité. *Voyez* Oubli.

Il y a beaucoup de différence entre les perſonnes inſenſées & celles qui ſont ſtupides. Les premieres ne manquent ni d'imagination ni de mémoire, mais bien de jugement, outre qu'elles agiſſent de façon qu'on ne peut s'empêcher de rire en les voyant. Les ſecondes au contraire n'ont ni imagination ni mémoire, elles ont la conception très-lente, elles ſont ſombres & taciturnes, & mal-adroites dans tout ce qu'elles font.

9. *Amentia ab ictu*; Démence cauſée par un coup. *Voyez* Borelli, *centur.* 2. *obſ.* 73.

10. *Amentia rachialgica*, illuſt. Bonté, *Journal de Médecine*, *Novembre* 1761. *pag.* 317. Démence rachialgique. L.

Cette eſpece ſuccede à la rachialgie, ſur-tout à la mélancolique.

11. *Amentia à quartana;* Démence causée par une fievre quarte. *Voyez* Sydenham, *sect. 1. cap. 1.* L.

Cette espece survient aux fievres d'accès, traitées par des saignées & des purgatifs trop souvent réitérés. Un très-habile Anatomiste de Montpellier, âgé de soixante ans, étant tombé dans cette espece de démence, récupéra pendant trois mois l'exercice de sa raison, par l'usage qu'il fit de l'extrait de jusquiame blanche, dont il étoit parvenu à prendre jusqu'à une drachme chaque jour; ce remede ayant manqué dans la ville, il fut obligé de s'en abstenir. Il s'étoit bien trouvé aussi dans le commencement de sa maladie, de l'usage du diascordium, prescrit suivant la méthode de *Sydenham.* Sa démence n'étoit accompagnée ni de fureur ni d'audace, mais plutôt de joie & de gaieté; c'est pourquoi cette maladie n'appartient pas à la manie, quoique *Sydenham* insinue le contraire.

12. *Amentia calculosa*, Kerckringii, *Spicil. obs. 36.*

Cet Auteur observa dans le cerveau d'un homme tombé dans la démence, un calcul pisiforme, qui nageoit dans la sérosité du ventricule, à l'endroit où auroit dû se trouver la glande pinéale qui manquoit dans ce sujet. La démence étoit-elle occasionnée par la sérosité, ou par le calcul? On a souvent observé des calculs dans le cerveau. *Voyez* Ephemerid. *Nat. Cur. dec. 1. ann. 1. obs. 26. dec. 2. ann. 1. obs. 33 & 131.*

XIX. *MELANCHOLIA*; ainsi appellée de *melaina* noire, & *chole*, bile; en François, *Manie*, *folie*, *tic*, & non point *mélancolie*, vu que celle-ci est simplement accompagnée de tristesse, & non point de délire. Hippocrate, *Aphor. 21 & 56. lib. 1.* l'appelle *manie*. Les malades sont appellés *maniaques*, melancholici.

Caractere. Les mélancoliques, ou plutôt les maniaques, sont ceux qui rêvent continuellement à l'objet de leur délire, & raisonnent assez bien sur tous les autres.

Ceux qui ſont affectés d'un vertige, d'un tintement d'oreille, de la berlue, ne rêvent point continuellement à un même objet, & leur erreur vient bien moins d'un vice du cerveau, que de celui de quelque organe des ſens, en quoi ils different des maniaques.

Les hydrophobes, de même que ceux qui ont la maladie du pays, ſont continuellement agités de quelque déſir, ou de quelque averſion; mais ni ce déſir ni cette averſion ne ſont eſſentiels à la manie.

Ceux qui ajoutent que la manie eſt accompagnée de chagrin & de triſteſſe, ne comprennent point toutes ſes eſpeces dans leur définition, vu qu'il y a de vrais maniaques ou des ſtupides, qui ſe croient véritablement heureux; au lieu que les maniaques extravaguent ſur toutes ſortes de ſujets, & ne ſont pas moins léſés dans leur imagination que dans leur raiſon.

La manie differe de la phrénéſie, de l'inflammation du cerveau & du délire, en ce qu'elle eſt chronique & ſans fievre, au lieu que ces maladies ſont aiguës & ſouvent fébriles; de l'hypocondrie & des vapeurs, en ce que le délire provient d'un vice interne du cerveau, plutôt que de celui des autres parties.

Les maniaques raiſonnent aſſez juſte, & leur erreur ne vient que de ce qu'ils s'attachent uniquement à un faux principe, & qu'ils en déduiſent de fauſſes conſéquences. Nous avons un exemple remarquable de manie dans la perſonne de Dom Quichotte, dont *Cervantes* nous a donné l'hiſtoire. Cette maladie ne doit ſon origine qu'à la trop forte attention que l'on donne à l'idée dont on eſt préoccupé, en même-temps qu'on néglige les autres circonſtances, ce qui eſt cauſe que les actions n'ont point avec elles ce rapport que l'on remarque dans la conduite des perſonnes dont l'eſprit eſt ſain, mais ſeulement avec l'objet dont l'eſprit eſt entiérement occupé.

Les Galéniſtes l'attribuent à une humeur atrabilaire, noire & fuligineuſe; *Willis*, à la qualité acide & vitriolique du fluide nerveux; les Mécaniciens, à la trop forte tenſion des fibres nerveuſes du cerveau; mais ce ſont là des hypotheſes purement imaginaires.

1. *Melancholia vulgaris*, Michel Angelman, *diſſert. de melancholiâ*, 1754; Manie ordinaire.

J'ai connu un Médecin qui, au ſortir d'une fievre ſynoque, ſe mit dans la tête que ſon Apothicaire l'avoit empoiſonné.

Un Curé extrêmement riche, qui s'imaginoit être très-pauvre; il reſtoit au lit pour ne point uſer ſes habits, ne vaquoit à aucune fonction eccléſiaſtique, & raiſonnoit d'ailleurs pertinemment ſur toutes choſes.

J'ai auſſi connu une femme qui tomboit dans une frayeur extrême, toutes les fois qu'elle s'éloignoit de quelques pas de ſa maiſon, ſans qu'on pût en découvrir la cauſe.

On a vu des gens qui s'imaginoient avoir la tête de verre ou de glace, & qui agiſſoient conſéquemment. Il y a pluſieurs Maîtres-d'école qui deviennent fous en élevant les enfans. Les gens d'eſprit, entr'autres les Poëtes, comme Le Taſſe; les Peintres, les Muſiciens, ſont ſujets plus que les autres à cette maladie. Pluſieurs deviennent fous d'amour; d'où vient que *Willis* admet une eſpece de manie cauſée par la jalouſie. On peut mettre au même rang la manie des duels, à laquelle on donnoit le nom de *point d'honneur*; celle de cet homme dont parle *Galien*, qui s'imaginant être une cruche, appréhendoit à tout moment que ceux qui étoient autour de lui ne la briſaſſent. Un autre s'imagina être devenu coq, il chantoit & battoit des ailes comme lui; *idem*.

Un autre, à ce que rapporte le même Auteur, craignoit qu'*Atlas*, laſſé de ſon fardeau, ne le lui mît ſur les épaules.

Abenzoar parle d'un autre qui s'imaginoit être mort.

Grimmius a vu un homme qui croyoit avoir les pieds de paille. *Trallien* parle d'une femme qui s'imaginoit ſoutenir le monde de ſon doigt.

Schad en a vu une autre qui ne voulut plus manger, parce qu'elle croyoit être pauvre. Il y a actuellement à Nîmes une fille qui craint à tout moment qu'un Capitaine qui lui faiſoit l'amour il y a dix ans, & qu'elle hait, ne l'enleve ; elle croit toujours l'avoir à ses trousses.

2. *Melancholia amatoria. Erotomania* Patholog. Méthod. *Amor insanus*, de Sennert. Erotomanie, ou folie amoureuse. L.

Cette espece differe du satyriase & de la fureur utérine, en ce que ceux qui en sont atteints, ne désirent point d'avoir commerce avec l'objet qu'ils aiment, mais le vénerent comme un Dieu, lui sont entiérement dévoués, passent leur vie à admirer ses perfections, s'affligent de son absence, sont transportés de joie lorsqu'il est présent, perdent l'appétit & le sommeil, & négligent entiérement leurs affaires ; en un mot, ils sont à l'égard de leur maîtresse ce qu'étoit Dom Quichotte à l'égard de Dulcinée du Toboso. On prétend qu'Aristote fut atteint de cette manie, & qu'il en vint jusqu'à offrir de l'encens à sa femme. Orphée porta cette manie jusqu'à vouloir descendre aux enfers pour en retirer Euridice. A quoi ne conduit point un amour insensé ! Salomon devint amoureux jusqu'à l'idolâtrie. Lucrece, après avoir eu l'esprit aliéné par l'amour & par un philtre, se tua de ses propres mains. Le Tasse, s'étant rendu amoureux d'une Princesse d'Italie, tomba dans une démence qui dura quatorze ans.

On connoît qu'une personne est amoureuse, lorsqu'à la vue ou au nom de l'objet qu'elle aime, elle change de couleur, & que son pouls s'accélere. Ce fut à ce signe que *Galien* & *Erasistrate* découvrirent l'amour dont leurs malades étoient embrasés.

Si celui qui est atteint de cette maladie n'est point engagé dans les liens du mariage, le meilleur remede qu'on puisse lui procurer, est de l'unir avec la personne qu'il aime. Au cas que le mariage ne puisse avoir lieu, on doit recourir aux remedes moraux dont les plus efficaces, suivant l'Evangile, sont la priere & le jeûne; 2°. les conseils des gens sensés; ils doivent représenter au malde la honte de cette passion, & les suites funestes dont elle est accompagnée; 3°. les voyages, & l'éloignement de tout ce qui peut rappeller le souvenir de l'objet qu'on aime. On peut s'en rapporter là-dessus à Ovide ; 4°. la fuite de l'oisiveté : *Qui vis sanari, res age, tutus eris* ; 5°. enfin, le cinquieme moyen, est d'exagérer les défauts que l'on peut avoir découverts dans la personne qu'on aime.

Exige quòd cantet, si quæ est sine voce puella ;
Non didicit chordas tangere, posce lyram :
Turgida si plena est ; si fusca est, nigra vocetur,
Et poterit dici rustica, si qua proba est.
6°. *Hortor & ut pariter binas habeatis amicas,*
Alterius vires subtrahit alter amor.
Intrat amor mentes usu, dediscitur usu.
Qui poterit sanum fingere, sanus erit.

7°. On doit s'abstenir des alimens qui augmentent la semence, tels que le chocolat, les pistaches, les pignons, la bonne chere, les épiceries, &c. & boire autant de vin qu'il en faut pour dissiper ses soucis.

Cheyne, *cap. 6. de animi affectibus*, *n°. 21.* prouve d'une maniere également chrétienne & solide, que rien n'est plus propre à guérir ces maladies & à les prévenir, qu'un amour ardent & sincere pour la divinité. Un pareil amour, continue-t-il, nous porte à l'imiter, nous inspire du respect pour ses perfections, & bannit la haine, la malice, le luxe, la convoitise, la paresse & quantité d'autres maladies de l'ame, qui sont une source féconde de quantité de maladies corporelles.

3. *Melancholia religiosa*, Cheyne, *de sanitate tuenda*, *pag.* 200. *Melancholia superstitiosa*, Prosper. Alpin. *de morbis Ægyptiac.* Willis, *cap.* 11. *pag.* 245. Forestus, *lib.* 10. *obs.* 24. C.

Elle consiste dans une tristesse profonde, & dans une crainte excessive des jugemens de Dieu, ou dans un défaut de confiance dans sa clémence paternelle.

Cette espece de manie est ordinaire à ceux qui, rebutés des traverses qu'ils ont essuyées, & dégoûtés des plaisirs sensuels, cherchent dans la religion ceux qu'elle promet aux personnes qui se vouent sincérement à Dieu. La véritable piété consiste à aimer Dieu sur toutes choses, à recevoir les malheurs qu'il nous envoie dans un esprit de pénitence, à les supporter avec courage, à les regarder comme des châtimens d'un pere qui nous aime, à ne point désespérer de sa miséricorde, & à mettre toute notre confiance en lui. Les maniaques dont nous parlons, tiennent une conduite toute opposée. Le peu de connoissance qu'ils ont de la vraie religion les rend flottans & irrésolus dans leur conduite, indociles, superstitieux, craintifs, & les jette quelquefois dans le dernier désespoir. Quelques-uns, au rapport de *Prosper Alpin*, pour acquérir une réputation de sainteté, se retirent dans des lieux déserts, déplorent les miseres de cette vie, & méprisent les plaisirs & les richesses. Il y en a d'autres qui se condamnent à un célibat perpétuel, passent leur vie dans des jeûnes & des macérations continuelles, au point qu'ils ressemblent plutôt à des momies qu'à des hommes, tant ils ont le corps noir, maigre & décharné.

Le moyen de guérir cette maladie n'est point d'effrayer l'imagination de ceux qui en sont atteints, en leur présentant des spectres & des phantômes, mais de les instruire de la vraie religion, & de se servir des motifs qu'elle fournit pour les consoler & ranimer leurs espérances.

J'ai connu une femme très-pieuse, qui pour avoir désespéré de son salut, en vint jusqu'au point de renvoyer ses domestiques, & de se pendre à la colonne de son lit. Un Médecin Portugais se servit de l'expédient suivant, pour guérir un malade de cette funeste maladie. Il fit habiller un de ses amis en Ange, lequel entra dans sa chambre, avec un flambeau dans la main gauche, & une épée nue dans la droite, lequel l'ayant éveillé, lui promit de la part de Dieu le pardon de tous les crimes qu'il pouvoit avoir commis, ce qui le rassura & lui rendit la santé.

4. *Melancholia argantis*, Maladie imaginaire. *Melancholia ægrorum imaginariorum*, François Chicoineau dans la Dissertation qui a pour titre : *Si l'on peut guérir les malades imaginaires en diversifiant simplement leurs idées*, imprimée en 1713. L.

Les malades imaginaires, que Moliere a si bien joués, sont ceux qui, se portant très-bien, s'imaginent à tout moment être sur le point de mourir, à cauſe de quelques légeres incommodités qu'ils reſſentent, ce qui les rend triſtes, mélancoliques, de mauvaiſe humeur envers leurs médecins, & les oblige à vivre dans la ſolitude, où ils ne ſont que gémir & déplorer leur malheur du matin au ſoir; ou bien ils ſuivent un régime de vie extravagant, qui altere leur ſanté, & les expoſe à une infinité de maladies plus dangereuſes que celles dont ils cherchent à guérir. Cette maladie differe de l'hypocondrie, en ce que ceux qui en ſont atteints, ne ſouffrent aucun mal réel, au lieu que les hypocondriaques ſont ſujets à pluſieurs ſymptomes fâcheux, tels que les flatuoſités, les rapports acides, les ſpaſmes, leſquelles étant compliqués avec l'eſpece dont nous parlons, ſont cauſe qu'on les confond enſemble, quoique mal à propos.

Ces ſortes de malades imaginaires ſe préſentent quelquefois tels qu'ils ſont en effet, & avec un teint fleuri, & des forces ſans égales; ils vous entretiennent d'un léger vertige auquel ils ſont ſujets, d'un mal de tête paſſager, & de divers ſymptomes imaginaires qu'ils ſentent dans la tête & dans la poitrine, de la foibleſſe qu'ils reſſentent, & cela avec un ton de voix & une éloquence qui étonnent ; ou bien, s'ils craignent que celui qu'ils conſultent ſe moque d'eux, ils affectent un air intrépide, ils feignent de mépriſer la mort, & vous expoſent leurs maux d'un ton de voix familier & en peu de mots, ſi bien qu'on eſt tenté de croire qu'ils ſont réellement malades ; mais ils ne s'apperçoivent pas plutôt qu'on entre dans leurs peines, qu'ils reprennent leur ton plaintif, & retombent dans leur premiere mélancolie.

Voici un ſigne pour connoître un malade imaginaire, auquel on ne peut ſe méprendre. Il vous décrit les maux de tête qu'il ſouffre, les vices dont ſon cerveau eſt affecté, ſes vertiges, ſes vapeurs d'une maniere diſtincte, nette & avec une éloquence ſans pareille. Dans le temps qu'il vous dépeint ſa foibleſſe & ſon abattement, on remarque en lui une vigueur de poitrine, & une couleur vermeille ſur ſon viſage, qui ſont abſolument incompatibles avec l'état dont il fait la deſcription.

D'autres, pour diſſiper leur chagrin, s'efforcent de faire divorce avec la raiſon, & ſe livrent à la boiſſon, aux femmes, à l'oiſiveté, au jeu, ou à quelque autre paſſion ſemblable. D'autres ſe livrent à leur mauvaiſe humeur, querellent tout le monde, changent à tout moment de Médecins & de remedes, s'obſtinent à cacher leur maladie, refuſent de répondre aux queſtions qu'on leur fait, & regardent leur mort comme infaillible. Ceux-ci ſont pour l'ordinaire incurables, & tombent tôt ou tard dans la manie.

Cette maladie eſt familiere aux perſonnes riches, oiſives, qui font bonne chere, & aux gens d'eſprit. Elle attaque rarement les pauvres qui vivent du travail de leurs mains, les perſonnes occupées, les ſtupides, jamais les enfans, & rarement les vieillards, mais plus ſouvent les perſonnes de l'un & de l'autre ſexe qui ont atteint un âge mûr.

Les cauſes qui diſpoſent à cette maladie, ſont le tempérament hypocondriaque de ceux dont on tient le jour, l'étude trop aſſidue, la molleſſe de l'éducation.

Celles qui l'excitent ſont l'attention exceſſive que l'on a pour ſa ſanté, l'amour de ſoi-même, l'aſſiduité à ſe tâter le pouls, une connoiſſance ſuperficielle de l'Anatomie & de la Médecine, le mauvais effet des remedes qu'on a pris par le conſeil d'un Médecin ignorant; toutes ces cauſes réveillent l'idée d'une maladie imaginaire, la rappellent & l'entretiennent.

Cure. Cette maladie étant très-fréquente & très-opiniâtre, elle exige beaucoup d'eſprit & de prudence de la part du Médecin, lequel doit principalement s'attacher à diſtraire le malade & à l'empêcher de trop s'occuper de ſon mal. Mais il eſt extrêmement difficile de perſuader à ces ſortes de gens que leur maladie ne gît que dans l'imagination & dans le préjugé; on eſt ſouvent obligé pour les faire revenir de leurs erreurs, de ſe prêter à leur foibleſſe, & de tenir le même langage qu'eux. Il doit adroitement réveiller dans ſon malade des idées toutes différentes de celles qui l'occupent, le détourner de tout ce qui exige de l'attention, & pour cet effet l'engager à fréquenter les ſpectacles, à voir ſes amis, à fréquenter les compagnies, à faire un exercice modéré, à ſe promener, à chanter, à chaſſer, à voyager; & ſur-tout à être ſobre & à ne point faire d'excès. Dans le cas où ces remedes ſont inutiles, il eſt avantageux pour le malade, qu'il lui ſurvienne quelque affaire, qui intéreſſant ſa vie, ſa réputation ou ſa fortune, l'occupe aſſez pour diſſiper l'idée qui cauſe ſa maladie.

5. *Melancholia moria*, Nenter, *tab.* 71. Horace, *Epître* 2. *liv.* 2. appellée *moria* par Eraſme. Boileau, *ſatyre* 4, *vers* 103. L.

C'eſt une eſpece de folie gaie, qui perſuade aux malades qu'ils ſont plus heureux que les autres hommes, & qui les met de pair avec les Dieux, les Rois & les Princes.

Fuit homo ignobilis Argis,
Qui ſe credebat miros audire tragœdos,
In vacuo lætus ſeſſor, plauſorque theatro;
Hic ubi cognatorum opibus, curiſque refectus,
Expulit helleboro morbum, bilemque meraco,
Et redit ad ſeſe: Pol me occidiſtis amici,
Non ſervaſtis, ait, cui ſic extorta voluptas,

« Il y avoit à Argos un homme » d'assez bonne naissance, qui s'ima» ginoit entendre toujours des tragé» dies merveilleuses, & qui enfermé » seul dans un théâtre, étoit tout le » jour dans la posture d'un homme qui » admire & qui applaudit. Ses parens » ayant entrepris de le guérir à quel» que prix que ce fût, l'ellébore pur » dissipa la bile qui étoit la cause de » son mal. Revenu à lui, voici le re» merciment qu'il leur fit : Vous ne » m'avez pas guéri, mes amis, vous » m'avez tué, de m'avoir ôté ce plai» sir, & arraché par force cette illu» sion qui m'étoit si agréable, & qui » me faisoit passer de si heureux jours ».

Boileau n'a pas oublié ce trait dans sa quatrieme satyre, & l'a rapporté d'une maniere extrêmement enjouée.

Alexandre séduit par les fades adulations de ses courtisans, poussa la folie au point de se regarder comme un Dieu; mais il revint de son erreur lorsqu'il fut blessé, & qu'il vit couler le sang de sa plaie, se ressouvenant que les Dieux, au rapport d'*Homere*, n'ont point de sang, mais un autre fluide qui lui ressemble.

Un certain écolier couroit les rues en 1503, criant qu'il étoit Roi de France. On en a vu d'autres, qui comme *Salmonée*, croyoient être *Jupiter*. Virgil. *Æneid. lib. 6.*

On peut voir un exemple ſemblable cauſé par le datura, & qui eſt très-fréquent parmi les ivrognes, aux articles du délire & de la démonomanie.

6. *Melancholia attonita*, Bellini, *de melancholiâ*, *pag.* 380. L.

J'ai vu à l'hôpital général un maniaque âgé de 40 ans, qui gardoit un morne ſilence, & qui reſta pendant ſept jours dans la même place comme un ſtupide ſans vouloir prendre aucune nourriture. Je le forçai à la fin à prendre un bouillon; mais il le rejeta après l'avoir gardé quelque temps dans la bouche. Lorſque je vins à l'ouvrir, je lui trouvai les viſceres entiérement deſſéchés, le ſang gluant, & le cerveau dur & compacte.

Cette eſpece a cela de particulier, que le malade ne change ni de place ni de ſituation; eſt il aſſis, debout ou couché, il reſte conſtamment dans la même poſture, à moins qu'on ne l'oblige d'en changer. Il ne fuit point le commerce des hommes, il ne répond jamais aux queſtions qu'on lui fait, & quoiqu'il paroiſſe faire attention aux conſeils qu'on lui donne, il ne les écoute pas plus que s'il étoit ſourd. Le objets extérieurs ne font aucune impreſſion ſur lui; il eſt penſif & diſtrait, il s'éveille de temps à autre, il boit, & mange ce qu'on lui met dans la bouche. Cette maladie eſt ſi rare, que *Sennert* ne l'a pas connue, mais elle a été obſervée par *Janus*, Médecin de l'Electeur de Saxe, dans un homme de trente ans, lequel frappé de la crainte des jugemens de Dieu, fut quatre mois dans cet état, & reprit enſuite ſon bon ſens. La deſcription qu'il en donne, s'accorde parfaitement avec celle que l'on vient de voir.

Un Architecte de Barcelonne, âgé de 37 ans, ayant reçu une injure qui lui cauſa un chagrin cuiſant, tomba il y a plus d'un an dans cette eſpece de mélancolie; toujours craintif & tremblant, il penſe à fuir dans ſa patrie, pour ſe ſouſtraire à l'inquiſition dont il craint les pourſuites, & pour ſe dérober

rober à la présence de sa femme qu'il a en aversion; plongé dans un silence continuel, il ne répond à aucune interrogation, ni par gestes, ni par paroles. Il est rare qu'il indique par aucun signe le besoin qu'il sent de pisser ou d'aller du ventre; il entend cependant & comprend ce qu'on lui dit, il faut le menacer pour le faire manger & boire; mais quand il a commencé son repas, il est rare qu'il l'interrompe; il ne dort guere qu'une heure ou deux pendant la nuit, paroissant le reste du temps immobile & les yeux ouverts; son pouls est bon d'ailleurs & ses forces se soutiennent; les saignées, l'application des vésicatoires sur toute la tête, les émétiques, les eaux de Balaruc prises intérieurement & en douches, & enfin les tisanes sudorifiques, tout cela a été inutile; nous lui avons conseillé l'usage du musc, du camphre, les bains froids, le remede de l'*Illust. Locher*; il est vrai-semblable que la gale heureusement inoculée dans un cas pareil, feroit le meilleur remede qu'on pût employer.

7. *Melancolia errabunda*, Bellini,

Montalti, &c. en grec *leucomoria* & *paſſio hydrolcos* ; appellée *cutubuth* par les Arabes, & *chalrab* par quelques-uns. L.

Le malade ne ſauroit reſter une heure en place, mais il ne fait que courir çà & là ſans ſavoir où il va. Il eſt infiniment plus timide que les autres maniaques ; il fuit la compagnie, il ne ſort que la nuit, & erre dans les cimetieres & les lieux qui ne ſont point fréquentés, ne ſachant ni ce qu'il fuit, ni ce qu'il cherche, ni ce qu'il veut. Il a le corps ſec & décharné, les yeux creux & fort ſecs, une ſoif ardente, la langue ſeche, le teint couleur de citron, & quelquefois des ulceres aux jambes, qui ne ſe ferment jamais.

Il y a actuellement à Montpellier une femme épileptique âgée de 70 ans, qui eſt ſujette depuis trois ans à cette maladie. Elle a pris pendant trois jours une forte doſe de foie de loup deſſéché, pour ſe délivrer de ſon épilepſie. Elle ne fuit point la compagnie, & n'a point d'ulceres aux jambes, mais elle reſſemble dans tout le reſte, je veux dire, par la couleur, l'habitude & l'inquiétude dont elle est agitée, à celle dont *Bellini* nous a fait le portrait. Son inquiétude & son ennui l'obligent à changer continuellement de place, elle se déplaît à elle-même, & ne peut rester un moment seule; elle est triste, altérée, maigre & extrêmement timide. Elle conserve son bon sens, & tombe rarement dans des accès d'épilepsie; mais l'agitation où elle est, rend son état extrêmement déplorable. On lui a donné des bouillons rafraîchissans & des tisanes nitreuses, qui n'ont produit aucun effet, & je suis surpris qu'elle puisse vivre si long-temps.

Cette espece est aussi très-rare, & il n'en est parlé dans aucun Auteur moderne, si ce n'est dans les Mémoires des curieux de la nature, *décad. 2. ann. 5. append.*

8. *Melanchotia saltans*, Mezeray, *histoire de Charles V.*

Il régna en Hollande l'an 1373. une maladie épidémique, que l'on appelloit *la danse de S. Jean.* Les malades se dépouilloient tous nuds, se couronnoient de fleurs, & se prenant les uns les autres par la main, couroient les rues & les temples, chantant, sautant & gambadant, au point que plusieurs tomboient par terre de pure lassitude. Leur ventre s'enfloit si fort, qu'il eût crevé, si on ne l'eût contenu avec un bandage. Cette maladie passoit pour contagieuse, & on l'attribuoit aux opérations du démon, ce qui fit que quantité de personnes eurent recours aux exorcismes. On peut mettre au même rang l'*anteneasmus mirabilis* de Guillerin, *specul. historiar.* les enterastiques d'*Hérodote*; la disposition des membres à sauter (*membrorum saltuosa dispositio*) des Arabes.

9. *Melancholia hippantropica*, le P. le Comte, *Lettres édifiantes*, &c. C'est une variété de la zoantropique. L.

Quelques fripons de Bonzes firent croire à un pauvre Chinois qu'il devoit être changé après sa mort en un cheval de poste, destiné à porter les ordres de l'Empereur dans les Champs Elisées. Ils l'exhorterent à faire diligence, & à ne mordre ni ruer, &c. Ce malheureux vieillard fut tellement frappé de cette prédiction, qu'il perdit entiérement le sommeil. Il s'imaginoit être sellé & bridé, & entendre les coups de fouet qu'on lui donnoit pour lui faire hâter le pas; il se réveilloit tout en sueur, doutant s'il étoit cheval ou homme. Il n'eut pas plutôt embrassé la religion chrétienne, qu'il recouvra son bon sens.

10. *Melancholia Scytharum*, Hippocrat. *de aere, aquis, &c.* Maladie des Scythes. L.

Les personnes riches chez les Scythes n'alloient jamais qu'à cheval; mais comme ils ne se servoient point d'étriers, & qu'ils avoient les jambes pendantes, leurs parties génitales souffroient une compression qui les rendoit impuissans; ce qui leur faisoit croire que les Dieux, pour les châtier, les avoient changés en femmes. Ils en prenoient les habits, manioient comme elles la quenouille & le fuseau, & le peuple superstitieux les respectoit, dans la crainte que les Dieux ne l'affligeassent de la même maladie. Les pauvres en étoient exempts, parce qu'ils n'alloient point à cheval.

La cure consistoit à saigner les malades de l'artere ou de la veine temporale jusqu'à ce qu'ils tombassent en défaillance, ce qui les affoiblissoit davantage, & augmentoit leur mal, loin de le diminuer.

11. *Melancholia Anglica*, appellée vulgairement *tædium vitæ*; Dégoût de la vie. *Voyez* la Comédie de Sidney par *Gresset*. C.

Il y eut un temps où les filles de Milet furent saisies d'une fureur dont on trouve peu d'exemple dans l'histoire. Elles conçurent un si grand dégoût pour la vie, qu'elles se pendoient par troupes, sans qu'il fût possible de pénétrer la raison de cette manie. Le Sénat voulant en arrêter le cours, fit un édit qui ordonnoit que la premiere qui s'ôteroit la vie, seroit exposée toute nue au milieu de la place publique; ce qui fit cesser cette phrénésie. Plutarque, *des vertueux faits des femmes.*

Primerose rapporte que les femmes de Lyon furent autrefois attaquées de la même maladie, & qu'elles se noyoient par troupes.

Le suicide est très-fréquent en Angleterre, & il n'a d'autre cause qu'un dégoût excessif pour la vie. Ceux qui sont atteints de cette manie, après avoir inutilement employé les remedes qu'ils croient propres à les guérir, se livrent à une noire mélancolie, mettent ordre à leurs affaires, font leur testament, écrivent à leurs amis pour prendre congé d'eux, & se pendent, se noient ou s'empoisonnent. Il n'y a qu'un homme lâche & sans religion qui puisse se livrer à un pareil crime. Le moyen dont on se sert en France pour le prévenir, est de traîner sur la claie ceux qui attentent sur leur vie.

Le suicide est fort commun parmi les mélancoliques maniaques; mais la mélancolie Angloise differe des autres, en ce que les malades ne se tuent que par un pur dégoût pour la vie. On a pu voir ci-dessus ce que j'ai rapporté du Colonel Townshend.

12. *Melancholia zoantropia*; appellée *lycaon* par Aëtius; & par les Auteurs, *galeantropie*, *lycantropie*. L.

Raulin rapporte dans son *Traité des Vapeurs des femmes*, que les Religieuses d'un certain Couvent furent attaquées d'une manie tout-à-fait singuliere. Elles s'imaginerent avoir été changées en chates ; si bien qu'à une certaine heure du jour, elles se mettoient à miauler toutes ensemble, & formoient un concert des plus risibles. Le hoquet épileptico-maniaque a beaucoup de rapport avec cette maladie.

Forestus dit avoir vu un lycantrope. *Schenckius* en a vu plusieurs ; & j'ai connu moi-même un galéantrope, qui ne pouvoit voir un chien sans frémir.

On a vu plusieurs maniaques qui s'imaginoient avoir des grenouilles dans leur estomac ; & voici l'expédient dont on s'est servi pour les guérir : c'étoit de leur donner l'émétique, & de mettre des grenouilles dans le bassin où l'on recevoit les matieres qu'ils rendoient, pour leur faire croire qu'elles étoient sorties. D'autres s'imaginoient avoir des clapiers dans la tête : on les a guéri de leur manie, en leur faisant une incision cruciale, & leur montrant des lapins ensanglantés, qu'on disoit leur avoir tiré par la plaie.

Ceux qui ont été mordus d'un loup ou d'un chien enragé, sont quelquefois ſujets à ce délire ; *Cœlius Aurelianus* & d'autres, prétendent qu'il y en a qui hurlent & qui aboient ; mais il eſt rare que l'hydrophobie ſoit accompagnée de ce ſymptome.

Zacutus Luſitanus fut obligé d'avoir recours à un ſtratagême pour guérir un maniaque qui prétendoit être continuellement tranſi de froid. Nous avons vu ici un habitant de Grenoble, qui, dans le fort de l'été, ſe plaignoit du froid qu'il ſentoit. *Luſitanus* l'enveloppa dans une peau de mouton, ſur laquelle il avoit répandu de l'eſprit de vin, & y mit le feu pendant demi-heure ; le malade n'eut pas plutôt ſenti la brûlure, qu'il ſe leva en ſautant, diſant qu'il avoit trop chaud, & fut guéri peu de temps après.

Un autre s'imagina qu'il n'avoit point de tête. *Philotime* le guérit de ſa manie, en lui faiſant faire un chapeau de plomb très-peſant, ce qui lui perſuada qu'il en avoit une. *Aëtius.*

Donat d'Altomari dit avoir connu deux lycantropes qui erroient dans les bois, & qui emportoient des cadavres humains, ou quelques-uns de leurs membres; il nous les dépeint blêmes, secs, décharnés, & extrêmement altérés, comme ceux qui sont atteints de la *lucomorie.*

13. *Melancholia enthusiastica*, Paul Eginette. Enthousiasme, (*enthusiasmus*); les malades enthousiastes (*numine afflati.* C.

Il y a des personnes qui se croient inspirées & qui prédisent l'avenir avec la même assurance que si Dieu le leur avoit découvert, & *Paul Eginette* les appelle *numine afflatos.* Paracelse prétendoit porter son *azoth* ou son génie dans la garde de son sabre. Les fanatiques des Cevenes menoient avec eux certaines prophétesses qui se disoient inspirées, & qui prétendoient avoir le don de prédire l'avenir, & découvrir les choses les plus cachées; mais elles ne prophétisoient qu'après être tombées pendant quelque temps dans une épilepsie simulée. Elles se rouloient par terre, elles s'agitoient, & après être revenues de leur accès, elles révéloient les événemens que Dieu leur avoit découverts. On prétend que les convulsionnaires sont pareillement doués d'un esprit prophétique. *Voyez* Hecquet, *naturalisme des convulsions.*

M. *Cavalier D. Méd.* a vu à Fréjus quatre hydrophobes, qui ayant prédit le jour & l'heure de leur mort, moururent effectivement à l'heure annoncée. J'ai vu moi-même à Tarascon un homme âgé de 60 ans, lequel, un mois avant de mourir, prédit le jour de sa mort, il mourut effectivement ce même jour d'une fievre épiale.

14. *Melancholia phrontis*, Hippocrate; *phrontis nousos*, Chalepe, *lib.* 2. *de morbis*; *Curæ gravis morbus*, Foësii, *pag.* 486; Maladie souci. Le Clerc, *hist. de la Médecine.*

Le malade se plaint de douleurs dans les visceres pareilles à celles qu'exciteroient des pointes d'épines; continuellement triste & inquiet, il fuit la lumiere & les hommes, ne se plaisant que dans les ténebres; le moindre mouvement, le moindre tact le fait trembler; son sommeil est agité par des rêves affreux qui lui représentent des spectres horribles & quelquefois des morts. Cette maladie attaque quelquefois dans le printemps plusieurs sujets à la fois. *Hippocrate* eſt d'avis, qu'on faſſe prendre de l'ellebore au malade pour purger ſa tête, qu'on lui preſcrive enſuite une potion cathartique, avant de le mettre à l'uſage du lait d'âneſſe; il veut que le malade, à moins qu'il ne ſoit extrêmement foible, prenne très-peu d'alimens, qu'ils ne ſoient ni âcres, ni ſalés, ni gras ni doux, mais froids & propres à lâcher le ventre; *Hippocrate* veut auſſi que le malade s'abſtienne de ſe laver avec de l'eau chaude, qu'il ne boive point de vin, ou au moins qu'il le délaye dans beaucoup d'eau, & qu'il ne prenne aucune eſpece d'exercice : on parvient par ce moyen, dit *Hippocrate*, à diſſiper cette mélancolie, qui conduit tôt ou tard le malade au tombeau, ſi on n'y remédie promptement.

Cette eſpece de mélancolie n'eſt pas rare, elle ne differe des autres eſpeces que par l'abſence du délire, à moins qu'on ne regarde comme un délire, la profonde triſteſſe qui ſurvient au malade ſans aucune cauſe évidente, & qu'on appelle métaphoriquement *épine des viſceres*. Le malade en eſt attaqué tous les ans pendant un mois ou deux; il ne peut pas dormir, il n'a point d'appétit, il fuit toutes les compagnies, ne se plaisant que dans la solitude; il ignore la cause de sa maladie, on le voit continuellement pensif & rêveur, il n'a point de fievre, il craint d'ennuyer les autres, il ne sort pas de sa maison: on emploie avec succès la cure que prescrit *Hippocrate*, mais on en doit retrancher l'ellebore, ainsi que l'abstinence des bains & tout exercice.

XIX. *DÆMONOMANIA; Démonomanie; Rage.*

C'est un délire vrai ou simulé, qui met les magiciens, les magiciennes, les maléficiés, & souvent différens imposteurs dans le même état, que s'ils étoient véritablement obsédés par le démon.

1. *Dæmonomania sagarum*, Delrio, *disquisit. magicæ.* L.

C'est un délire dans lequel tombent ceux qui, en vertu d'un pacte qu'ils font avec le démon, s'imaginent pouvoir opérer des prodiges, ce qui leur attire le respect & la vénération des simples & des idiots.

On peut mettre de ce nombre les noueuses d'aiguillette, celles qui s'imaginent pouvoir ensorceler les enfans, & les guérir quand bon leur semble, les bergers qui se dévouent eux & leurs troupeaux au diable, à l'aide de certaines cérémonies ridicules, pour que le loup ne fasse aucun mal à leurs brebis, ou pour se procurer la piece volante. Tout cela n'est que l'effet d'un délire, tant de la part des personnes enchantées que de celles qui les enchantent, mais il ne laisse pas d'avoir son effet sur l'esprit des enfans & des personnes crédules, lors sur-tout qu'on emploie les philtres & le poison pour opérer ces sortes de maléfices. Il est certain que l'huile de datura, lorsqu'on s'en frotte les tempes, ou qu'un simple pessaire mis la nuit dans le fondement, suffisent pour causer un pareil délire à ceux qui y ont de la disposition. *Gassendy* rapporte qu'un berger de Provence se servoit tous les samedis d'un pareil pessaire composé avec la graine de stramonium & du suif pour se préparer à aller au sabbat. Il s'y rendoit, à ce qu'il disoit, par le tuyau d'une cheminée, & là, accompagné d'une troupe de démons, il offroit un sacrifice au bouc qui présidoit à l'assemblée. *Voyez* ce que j'ai dit du délire magique. *Hoffmann* prétend que cette maladie est très-commune dans la Poméranie. *Rufus*, qui vivoit dans le second siecle, est le premier qui en ait parlé.

Il s'est trouvé des personnes qui étoient tellement persuadées d'avoir le diable dans le corps, de coucher avec lui, & de se trouver aux mêmes assemblées, qu'elles ont persisté dans cette opinion jusqu'au dernier supplice. *Voyez* les Mém. de l'Acad. de Berlin, *Decad. 1. vol. 4.* & ceux des curieux de la nature.

2. *Dœmonomania*, *Vampirismus*, Tournefort, *Voyage aux Indes Orientales.*

Il y a deux sortes de vampires, les uns actifs, & les autres passifs. Les premiers sont certains imposteurs, qui, pour des fins à eux connues, exhument les cadavres qu'on vient d'ensevelir, les blessent, & font écouler leur ſang, qui eſt ordinairement putréfié & très-fluide le troiſieme jour, & font croire qu'ils l'ont ſucé. Les vampires paſſifs ſont les vivans ou les morts qui ſervent de ſujets à cette ſcene. Le peuple eſt tellement frappé de ces ſortes de preſtiges, qu'il en vient ſouvent juſqu'à abandonner la ville, ainſi que *Tournefort* dit en avoir vu un exemple. Ceux qui voudront en ſavoir davantage peuvent conſulter l'hiſtoire des Vampires du P. Calmet.

3. *Dæmonomania ſimulata. Corybantiaſme*, Encyclopédie, *tom.* 3. Hiſtoire des diables de Loudun, 1636. Bayle, *Dictionn.* article *Broſſier.* Démonomanie ſimulée.

L'Evangile ne nous permet pas de douter qu'il n'y ait eu autrefois des perſonnes obſédées par le démon; & c'eſt ſur cette croyance que ſont fondés les exorciſmes qui ſont encore en uſage dans l'Egliſe; mais il n'eſt pas moins certain qu'il y a pluſieurs perſonnes qui par malice, ou par une bizarrerie ſinguliere, feignent d'être poſſédées, & ces ſortes d'exemples ne ſont pas rares chez les filles qui ſe ſont conſacrées à la religion. Les unes ont recours à cet infame artifice, pour cacher leur turpitude ; d'autres, pour acquérir une réputation de ſainteté ; d'autres, pour pouvoir nuire impunément, ou pour faire parler d'elles.

Elles emploient pour cet effet différens preſtiges; mais voici les plus ordinaires. Elles prédiſent l'avenir, elles connoiſſent le paſſé, elles parlent des langues étrangeres, elles feignent d'avoir des mouvemens convulſifs, elles font des efforts extraordinaires, elles frémiſſent, elles crient, lorſqu'on leur jette de l'eau bénite, ou qu'on leur préſente quelque image ou quelque vaiſſeau ſacré. Elles pouſſent ſouvent la méchanceté & l'impudence juſqu'à en impoſer, non-ſeulement au peuple, mais encore aux Prêtres & aux Médecins, & à ſoutenir la gageure au milieu des tourmens; de maniere qu'il ne faut pas peu d'eſprit & de ſagacité pour les confondre. *Voyez* ce que j'ai dit de l'épilepſie ſimulée.

Il n'y a perſonne qui n'ait oui parler des Urſulines de Loudun. Les Moines de cette ville, pour ſe venger d'*Urbain*

Grandier, dont le mérite leur faisoit ombrage, engagerent ces Religieuses à publier qu'elles étoient possédées, & que *Grandier* en soufflant sur elles, les avoit livrées en proie au démon. La fureur de ces scélérats alla si loin, qu'ils n'eurent point de repos, qu'ils n'eussent fait condamner ce malheureux Curé au feu. Un Religieux qui le conduisoit au supplice, fit rougir son crucifix au feu, & le lui présenta pour le lui faire baiser; & comme *Grandier* refusa de le faire, il fit courir le bruit parmi le peuple que ce refus étoit un signe indubitable du crime dont on l'accusoit.

Il arrive quelquefois qu'on prend pour une vraie démonomanie, ce qui n'est que l'effet d'un délire fébrile; témoin ce qui arriva à une Religieuse de Paris, qui n'étoit pas moins illustre par sa candeur que par sa piété. Elle avoit étudié la théologie & la langue latine, & elle avoit même commencé à apprendre le grec de son frere. Cette fille fut attaquée d'un synochus accompagné d'un délire, durant lequel elle tint divers propos en grec & latin, ce qui ſurprit extrêmement les Religieuſes, qui ignoroient qu'elle eût appris ces langues, ſi bien qu'elles la crurent poſſédée, & elles ne revinrent de leur erreur, que lorſque ſon frère fut retourné de la campagne, & qu'il leur eut dit que c'étoit lui qui les lui avoit montrées.

Il y a divers moyens pour découvrir ces ſortes d'impoſtures. M. de *Haen* ayant été appellé chez une femme qu'on diſoit être poſſédée, enveloppa une croix dans un linge, l'appliqua ſur la malade, & lui jeta deſſus de l'eau commune, qu'elle prit pour de l'eau bénite, par où il découvrit la ſupercherie. Il fit même plus, il ordonna de lui jeter une cruche d'eau ſur le corps toutes les fois qu'elle renouvelleroit ſes preſtiges. Un autre Médecin faiſoit ſaigner ſa malade du pied & du bras juſqu'à ce qu'elle tombât en défaillance, pour la punir de ſon impoſture. D'autres ſe ſont ſervis du bâton ou du fouet, pour chaſſer le démon du corps de ces ſortes de poſſédées.

Hoffmann & les autres Médecins Allemands, en cela d'accord avec le bas peuple de France, prétendent qu'il y a encore aujourdhui des sorciers & des sorcieres, qui sont véritablement obsédés par le démon, & qu'à son instigation, ils font des choses tout-à-fait étonnantes; mais il s'en faut beaucoup que je sois de leur opinion. Voici, suivant *Hoffmann*, les signes de la vraie démonomanie: 1°. des cris horribles, des gestes épouvantables, une agitation de corps extraordinaire; 2°. des convulsions subites sans aucune cause évidente; 3°. les blasphêmes, l'abus du nom de Dieu, des discours obscenes; 4°. la connoissance des choses secretes, celle de l'avenir; 5°. la connoissance des langues étrangeres; 6°. une force au-dessus du commun; 7°. des tranchées violentes dans lesquelles la malade rend par la bouche, les yeux, les oreilles des brins de soie, de crin, &c. Les Parlemens de France, qui condamnoient autrefois ces sortes de personnes au feu, les renvoient aujourd'hui comme des folles & des imbécilles, à moins qu'elles ne soient convaincues de quelque autre crime qui mérite un châtiment exemplaire. Je ne doute point qu'il n'y ait eu autrefois des possédés; mais je crois en même-temps avec *S. Athanase*, qu'il n'y en a plus depuis la venue de Jesus-Christ, & que ceux que l'on regarde comme des sorciers & des magiciens, sont ou des malades, ou des personnes séduites, ou des imposteurs qui cherchent à en imposer au peuple par leurs prestiges. On ne peut s'empêcher de rire de la crédulité de *Bodin*, & de plaindre le sort d'une infinité de malheureux que les Parlemens de Bourdeaux, de Rouen, de Toulouse ont autrefois condamnés au feu, & qui méritoient tout au plus d'être enfermés aux petites maisons.

4. *Dæmonomania à vermibus*, Cardan. *Démonomanie causée par les vers.* L.

On a plusieurs exemples de malades, que l'on croyoit être démoniaques, & qui ne devoient le tic, le tetanus, le délire & les autres symptomes qui les agitoient, qu'aux vers & aux tænia qu'ils avoient dans le corps. Le peuple, qui ignore la cause & la liaison de ces symptomes, attribue au démon & à des charmes les convulsions, les clameurs, les diſtorſions, les délires auxquels ſont ſujets ceux qui ont des vers; mais ils ceſſent par le moyen des cathartiques, des émétiques & des anthelmintiques.

5. *Dæmonomania fanatica.* Voyez la diſſertation de M. *Rideux*, Profeſſeur à Montpellier, qui a pour titre: *An fanatiſmo verbera?*

Il ne faut que lire l'hiſtoire pour ſe convaincre des maux qu'a cauſés au genre humain le fanatiſme, ou le faux zele pour la religion. Les premiers fanatiques du Vivarais s'imaginoient pouvoir écarter en ſoufflant les boulets qui faiſoient un ravage affreux dans leurs troupes. Peut-on pouſſer plus loin le délire?

Le fanatiſme a porté dans notre ſiecle des milliers de perſonnes à des crimes qui les ont conduit au feu & au gibet, & a plus fait de ravages que la peſte. On peut voir là-deſſus l'hiſtoire du fanatiſme de M. *Brueys* de Montpellier. Je ne rapporte ces choſes que pour convaincre mon Lecteur que le fanatiſme n'eſt autre choſe qu'une eſpece de délire & de folie.

6. *Dæmonomania hysterica ;* Démonomanie hystérique. Cette observation m'a été communiquée par M. *Descottes*, Médecin à Argenton en Berry en 1760.

Deux jeunes servantes âgées de 20 ans, toutes deux hystériques & liées d'une amitié très-étroite, furent soulagées de leurs vapeurs au moyen des anti-hystériques qu'on leur donna, comme le castoreum, la rhue, & la térébenthine ; mais on remarqua en elles pendant six mois divers phénomenes, qu'on attribue communément à l'obsession. 1°. Quoiqu'elles logeassent dans des maisons séparées, elles annonçoient réciproquement trois ou quatre jours d'avance les accidens & les accès qu'elles devoient avoir.

2°. Elles imitoient parfaitement la voix de certains animaux, du chien, du chat, de la poule.

3°. Elles avoient une mémoire prodigieuse & une vivacité d'esprit surprenante, donnant des sobriquets à tous ceux qui étoient présens, & les raillant de la maniere la plus spirituelle.

4°. Elles tomboient dans un assoupiſſement profond, dont on ne pouvoit les faire revenir, quoiqu'on les pinçât, qu'on les piquât, & qu'on les brûlât aſſez fortement.

5°. Elles s'éveilloient à la fin d'elles-mêmes, criant qu'on les avoit pincées, bleſſées dans certaines parties du corps, comme à la jambe, à la cuiſſe; & en effet, la partie étoit livide, & l'on y voyoit la marque des ongles, quoiqu'aucun des aſſiſtans n'y eût touché.

6°. Le paroxyſme avoit trois différens ſtades. Dans le premier, après être revenues à elles-mêmes, elles rougiſſoient & s'affligeoient de ce qui s'étoit paſſé. Dans le ſecond, elles tomboient dans un délire & dans des convulſions ſi violentes, que quatre hommes avoient peine à les tenir; elles prédiſoient le temps auquel le paroxyſme devoit les prendre, celui qu'il devoit durer, &c. Elles retomboient enſuite dans leur premier aſſoupiſſement, & elles en ſortoient à l'heure & à la minute qu'elles avoient dite; elles s'élançoient tout-à-coup hors du lit, & s'écrioient : *bon Dieu! qui eſt-ce qui m'a ſi cruellement pincé la cuiſſe ou la jambe?* Cette

Cette ſcene a duré pendant ſix mois, ſans qu'on ait apperçu la moindre altération dans leur tempérament ni dans leurs forces. Elles ſont aujourd'hui très-languiſſantes, & ſujettes à des ſyncopes & à une ſuppreſſion d'ordinaires; les Médecins m'ont conſulté ſur cette maladie, & attendent mon avis.

Il y a beaucoup de choſes dans cette hiſtoire que j'attribue à la crédulité des aſſiſtans, auſſi bien qu'à la fourberie des malades. Il eſt pourtant étonnant que deux payſannes ayent pu joüer une pareille comédie ſans aucun motif, ſi tant eſt que c'en ſoit une. Ce qui m'étonne encore, eſt que la ſeule force de l'imagination puiſſe produire dans d'autres ſujets les effets qu'on peut voir dans l'hiſtoire que j'ai donnée de la catalepſie hyſtérique, & de la catalepſie compliquée de ſomnambuliſme. Pour ce qui eſt d'imiter la voix des animaux, le Docteur *Gibert* a vu auprès d'Alais un maniaque qui tous les jours à une heure après midi avoit le même paroxyſme, quoiqu'on avançât & retardât les horloges, pour voir s'il n'y avoit point de la ſupercherie dans ſon fait.

Je lui ai ordonné les bains, le petit-lait, & dans le paroxyſme, le ſirop de Karabé, le ſel ſédatif, &c.

7. *Dæmonomania Indica*, Kempfer, *amœnit. faſc. 3. pag. 650.* Rage de l'Hamuk.

Les Negres qui vivent dans les Indes font de l'opium un uſage des plus exécrables. Lorſqu'ils ſont las de la vie, ou des mauvais traitemens qu'on leur fait ſouffrir, ils en prennent une doſe qui leur aliene l'eſprit, & s'armant d'un poignard, ils ſortent dans la rue, & tuent tous ceux qu'ils rencontrent, ſoit amis ſoit ennemis, juſqu'à ce que quelqu'un les tue eux-mêmes. Cette action à laquelle on donne le nom d'*Hamuk*, eſt extrêmement fréquente dans l'île de Java, & dans d'autres contrées des Indes. Ce nom jette l'épouvante parmi tous ceux qui l'entendent. On ne voit pas plutôt paroître l'aſſaſſin, qu'on ſe met à crier *Hamuk*, pour que chacun ſe ſauve & ſe garantiſſe de ſa fureur. Il vaudroit infiniment mieux fondre ſur cette bête féroce & lui ôter la vie, pour ſauver celle de quantité d'innocens qu'elle ſacrifie à ſa rage.

8. *Dæmonomania Polonica*, Stabel.

histor. 4. de plicâ Polonicâ ; Rage Polonoise.

C'est celle qui est causée par la répercussion du virus de la plique, soit qu'on l'ait coupée, ou qu'elle n'ait pu se développer. Une femme de cinquante ans & d'un tempérament pléthorique, fut attaquée pendant un an sans interruption d'une fureur maniaque accompagnée d'insomnie, de convulsions, de borborygmes extraordinaires & de plusieurs autres symptomes que l'on a coutume d'attribuer à l'obsession du démon. Elle juroit & blasphémoit, & étoit si forte qu'il falloit plusieurs hommes pour la tenir.

Tous les remedes anti-maniaques dont on peut se servir, ne produisent aucun effet ; & la maladie ne cesse que lorsque la plique se développe. Dans le cas en question elle revint au bout de quelques jours, à l'aide d'une décoction de vesse-de-loup (*lycopodium*). Cette même femme ayant eu une autre fois l'imprudence de couper sa plique, elle fut attaquée d'une céphalée violente, accompagnée de douleurs rachialgiques & d'une aliénation d'esprit ;

& ces symptomes ne cesserent qu'après que la plique fut revenue.

9. *Dæmonomania à cardiogmo*, Morgagni, *epist.* 18, 19. Démonomanie causée par le cardiogme.

Telle paroissoit la maladie observée par *Harvée* & par *Morgagni*, quoiqu'elle dépendît d'un anévrisme de l'aorte ascendante; les uns l'attribuoient à l'affection hystérique, d'autres à un maléfice; ceux qui en sont attaqués, respirent avec plus de facilité lorsqu'ils ont la tête penchée en avant. *Voyez* Harvée sur la *circulation*, *exercice* 3.

XX. *Mania*, du Grec *Mainomai*, je ſuis fou, furieux; en Latin, *Furor*, *Inſania*; en François, *Folie* & *Manie*; quoique nous entendions par ce dernier mot, qui vient de *majomai*, je déſire, une paſſion violente pour l'argent, la poéſie, &c. Les malades ſont appellés *maniaci*, *inſani*, fous, maniaques.

C'eſt un genre de maladie chronique ſans fievre qui provient du dérangement de l'imagination & de la raiſon, & qui fait que les malades parlent à tort & à travers ſur toutes choſes, s'emportent, & agiſſent plutôt en bêtes qu'en hommes.

Elle differe de la démence par l'audace, la force & la fureur dont elle eſt accompagnée, & qui reviennent pour le moindre ſujet, au lieu que les perſonnes en démence ſont douces, paiſibles & ne nuiſent à perſonne, à moins qu'on ne les provoque.

Elle differe de la mélancolie par l'universalité du délire ; car leur idée n'est point tellement astreinte à un seul objet, qu'ils ne s'occupent indistinctement de plusieurs autres sur lesquels ils extravaguent également ; à quoi l'on peut ajouter que les mélancoliques raisonnent juste, au lieu que les maniaques manquent de jugement. Ils ne different pas moins des démoniaques que des mélancoliques. Presque tous les hydrophobes conservent leur jugement, ils avertissent ceux qui sont présens de se méfier deux, ils avouent qu'il n'est pas en leur pouvoir de s'empêcher de mordre & de cracher sur ceux qui les approchent, au lieu que les maniaques dissimulent le désir qu'ils ont de nuire & de s'évader. Le délire, l'hydrophobie, la phrénésie se terminent au bout de quelques jours, au lieu que la manie dure des mois & des années entieres.

Les maniaques s'opiniâtrent souvent à ne point manger, sans pour cela que leurs forces s'en ressentent. Ils dorment très-peu, ils roulent continuellement différentes idées dans leur esprit, ils parlent tout bas, ils crient, ils tendent des embûches à ceux qui ſont préſens, ils attaquent indiſtinctement tous ceux qu'ils rencontrent, parens, amis, enfans, les frappent, les bleſſent, & l'on eſt obligé de les lier, de peur qu'ils n'attentent ſur leur vie, ou ſur celle d'autrui. Ils ne craignent ni le chaud ni le froid, ils déchirent leurs habits, ils ſe couchent tous nuds dans le fort de l'hiver, ſans ſe refroidir; ils ſupportent les bains froids, mais cependant malgré eux. Il y en a qui ont beaucoup d'eſprit & qui parlent du matin juſqu'au ſoir, mais ſouvent ſans ſavoir ce qu'ils diſent. Pluſieurs ſont à la vérité occupés d'un objet pour lequel ils ont conçu de l'amour ou de la haine, mais cela ne les empêche pas de s'occuper de pluſieurs autres, & d'être agités jour & nuit d'une infinité d'idées qui n'ont aucune liaiſon entr'elles. Cette maladie influe ſur les mœurs au delà de ce qu'on peut dire. Telle femme, qui étoit auparavant pieuſe & modeſte, n'eſt pas plutôt atteinte de cette maladie, qu'elle tient des diſcours dignes d'un crocheteur & d'une proſtituée. Tel qui étoit doux & humain, devient féroce, vous regarde avec des yeux effarés, & parle d'un ton de voix à inspirer la frayeur, & c'est ce concours de symptomes qui distingue les maniaques des mélancoliques, quoiqu'on les confonde pour l'ordinaire, & qu'on les enferme dans les mêmes maisons de force. La manie est continue ou périodique. La premiere ne laisse aucune intermission, quoiqu'elle diminue quelquefois, mais cette différence influe moins sur la méthode curative, que sur le pronostic; & la continue est infiniment plus difficile à guérir que la périodique.

La manie périodique est celle qui revient par intervalles, mais plus souvent en été qu'en hiver. L'une & l'autre sont souvent héréditaires, & il y a des pays où elles sont plus fréquentes que dans d'autres.

La manie qui accompagne la quarte de *Sydenham*, appartient plutôt, si je ne me trompe, à la démence, qu'au genre dont il s'agit ici.

1. *Mania à pathemate.* Manie causée par une passion. L.

La plûpart des maniaques ne deviennent tels que par l'effet de quelque passion violente, telle que l'amour, la crainte, l'espérance. Le D. *Mead* a observé qu'on trouve à l'hôpital des insensés de Londres un plus grand nombre de personnes à qui la cupidité des richesses plutôt que la pauvreté a fait tourner la tête.

Rien n'est plus propre à rendre un homme fou qu'une trop grande crainte de l'enfer & des jugemens de Dieu, lors sur-tout que des Missionaires ignorans échauffent l'imagination de leurs auditeurs par des images outrées des peines réservées aux méchans dans l'autre vie. J'ai connu une Religieuse qui devint folle & qui se tua, pour s'être mise dans la tête que ses compagnes vouloient la pendre pour certains péchés qu'elle croyoit avoir commis; une femme de très-bonne maison, qui se pendit pour le même motif; une fille qui s'étrangla, parce que son amant lui avoit été infidelle; un homme, qui dans un transport de jalousie, égorgea sa femme, & se poignarda ensuite; une très-belle femme, qui au sortir de ses couches, devint maniaque à l'occasion de quelques doutes qu'elle eut sur la religion, & resta dix ans enfermée dans sa chambre, toute nue & marchant à quatre pieds comme Nabuchodonosor. Quoique cette maladie soit occasionnée par un délire mélancolique, elle augmente cependant par succession de temps au point qu'elle devient d'un tout autre genre que la mélancolie, ainsi qu'on en peut juger par la force, la fureur des malades, & la variété des idées qui les agitent.

Quoique la hardiesse soit inséparable de la manie, il est bon cependant de remarquer que presque tous les maniaques ne deviennent tels que par une crainte excessive, & cela est si vrai, que ceux qui sont les plus furieux, tremblent à la vue d'un bâton ou d'une arme, se jettent à genoux, prennent une posture de supplians, & obéissent à tout ce qu'on exige d'eux, ce qui est nécessaire pour pouvoir les traiter. Cependant, ceux qui sont chargés de leur conduite ne sauroient trop se méfier d'eux; car un maniaque ne s'endort jamais, il attaque son garde dans le temps qu'il y pense le moins, &

il feint même d'être sensé pendant quelque temps, pour mieux parvenir à ses fins. Ceux qui ne veulent ni dormir ni prendre de la nourriture, se sont mis en tête que leurs amis veulent les empoisonner en mêlant des drogues dans leurs viandes, ou les égorger pendant qu'ils dorment; mais ce qu'il y a de particulier, est qu'ils ne disent pas un mot du motif de leur crainte.

Le sang des maniaques est gluant & entiérement dépouillé de sa lymphe, leurs fibres musculaires sont dures & roides.

Mead a observé que la manie fait cesser la plûpart des autres maladies, telles que la phthisie, l'ascite &c.

Cure. Rien n'est plus salutaire pour la guérison des maniaques qu'une nourriture douce, rafraîchissante & humectante, des saignées copieuses & réitérées du bras, du pied, de la jugulaire, les potions laxatives, délayantes & rafraîchissantes, les bains d'eau froide pris deux fois par jour pendant un mois, les embrocations d'eau froide, &c.

Les narcotiques ne font souvent

qu'augmenter le délire. Il faut tenir le maniaque dans un lieu obscur, le lier, & lui fournir la nourriture nécessaire. Il arrive souvent, qu'après avoir abandonné le malade comme désespéré, sa raison revient lorsqu'on y pense le moins; il conserve le souvenir de ce qui s'est passé, toujours exposé à une nouvelle rechute. Dans le cas où les menstrues ou le flux hémorroïdal sont supprimés, il faut leur faire reprendre leur cours, employer les cathartiques forts, qu'on doit faire précéder des délayans, & y joindre les potions acides, nitreuses, le petit-lait, les émulsions, les fruits rafraîchissans, les lavemens émolliens, &c.

2. *Mania lactea*; Dépôt laiteux sur le cerveau. Puzos, *troisieme Mémoire*. Hippocrate, *de mulierum morbis, lib. I. cap. 45.* L.

C'est cette espece de manie compliquée d'un délire fébrile, dans laquelle les femmes tombent le dixieme jour après avoir accouché, & qui continue même après que la fievre a cessé. On l'attribue à la rétention du lait, & au dépôt qu'il forme dans le cerveau.

Cette maladie est rare & pour l'ordinaire incurable. Il est difficile au commencement de la distinguer des vapeurs, vû qu'on attribue communément à celles-ci les bizarreries, les dégoûts ridicules auxquels les accouchées sont sujettes ; mais on la connoît dans la suite par le délire qui continue, quoique la fievre ait cessé, & par la modicité de l'écoulement du lait & des lochies.

3. *Mania ab hemicraniâ*; Manie causée par la migraine.

Elle est une suite de la douleur que causent des insectes cachés dans les sinus frontaux. Conrad Schneider, *de osse cribriformi*, *pag. 440.* rapporte qu'une paysanne devint folle à l'occasion d'une chenille velue qui s'étoit nichée dans un de ces sinus, & qu'elle fut guérie, dès qu'elle l'eut rendue par le nez.

Antoine de Pozzis rapporte aussi dans les Mém. des Curieux de la Nature, *Decad. 1. ann. 4. observat. 37*, qu'un paysan s'étant endormi sous un arbre, se trouva fou à son réveil, resta six mois dans cet état, & ne fut guéri que lorsqu'il eut rendu par le nez, à l'aide du tabac qu'il prit, une longue chenille, noire & velue, qui s'étoit nichée dans les ſinus frontaux.

Lorſqu'il entre quelque taon dans les narines des bœufs & des autres animaux, & qu'il vient à dépoſer ſes œufs dans les ſinus frontaux, il les jette dans la manie & les rend furieux. *Linnæus* rapporte que les rennes en Laponie craignent ſi fort cet inſecte, qu'elles fuient ſouvent juſqu'à trente lieues pour éviter leur pourſuite.

Un habitant du village de *Gange*, tomba à la ſuite d'un mal de tête violent dans une manie ſi furieuſe, qu'il prit la réſolution de ſe caſſer la tête, & ſe jeta pour cet effet d'une fenêtre en bas. Heureuſement pour lui, il tomba ſur un âne qui paſſoit dans la rue, & qui lui ſauva la vie. Ses parens l'ayant tancé ſur ſa conduite, il remit l'affaire à un autre temps, & il le choiſit ſi bien, qu'il ſe caſſa effectivement la tête; mais des témoins dignes de foi m'ont aſſuré que cet accident lui valut ſa guériſon, peut-être la dut-il à la quantité de pus qui ſortit des ſinus frontaux.

4. *Mania metaſtatica*; *Manie métaſ-*

tatique. Locher, *de maniâ.* Manie causée par un ulcere fermé trop tôt, *Amat. Lusit. cent.* 2. *cur.* 67; par la coupe des cheveux affectés du plica, *Frid. Hoffman. de delirio*, *p.* 263. *ephem. nat. cur.* Par la répercussion d'une dartre, *Locher ibid.* Par la rétention des menstrues, de la semence, *Schenckius fol.* 157. Par la rentrée de la gale, & par la grossesse, *Ill. Lorry*, *part.* 1. *cap.* 7.

5. *Mania à venenis*, ephem. nat. cur. *Manie causée par des poisons; par les baies de la belladone*, dec. 2. ann. 10. obs. 118. *Par la semence de la datura*, dec. 3. ann. 3. obs. 170.

J'ai vu des délires passagers occasionnés par ces poisons, mais jamais de manie proprement dite.

6. *Mania periodica*, *ephem. nat. cur. dec.* 3. *ann.* 3. *obs.* 32. Manie périodique. L.

Cette espece qu'on appelle *solaire*, n'a lieu que pendant le jour, disparoissant lorsque le soleil se couche; il y en a une autre qu'on nomme *lunaire*, parce qu'elle revient toutes les fois que la lune est dans son plein, *ephem. nat. cur. cent.* 9. *obs.* 12.

7. *Mania vulgaris*, Locher, *de mania*, *cap.* 3. *pag.* 61. Manie ordinaire. L.

C'est une manie avec matiere, comme s'expriment les Auteurs qu'on peut consulter.

8. *Mania hysteralgica*; Manie hystéralgique, observée par D. C. D. M. M. en 1766.

Une fille âgée de quarante ans, qui avoit vomi autrefois le sang, & qui avoit rendu depuis par le fondement du pus, mêlé avec des fragmens membraneux, éprouvoit depuis dix-huit mois dans la matrice & les parties voisines, des douleurs si aiguës pendant la nuit, que, quoiqu'elle fût fort sage & fort honnête, elle ne pouvoit s'empêcher de jurer, de blasphémer, & de porter continuellement dans son délire, ses mains ou le premier instrument qu'elle rencontroit, sur ses parties génitales qu'elle vouloit mettre en pieces; & loin d'éprouver aucun désir voluptueux, ce qu'on seroit porté à croire, elle avoit pour Vénus une si grande aversion, qu'elle haïssoit tous les hommes. Aussi n'éprouvoit-elle dans son accès ni plaisir ni pollution; elle mordoit tout ce qu'elle rencontroit; & lorſque ſon accès étoit fini, elle étoit triſte, agitée de ſcrupules, dans la crainte d'avoir offenſé Dieu.

On employa pour la guérir toutes ſortes de remedes, les édulcorans, les délayans, les déterſifs, les ſédatifs, les nitreux, les bains à demi-froids, pris pendant huit heures de ſuite; le petit-lait, l'eau de poulet, le lait d'âneſſe, le laudanum, le ſel ſédatif; il n'y eut enfin que l'uſage d'une tiſane camphrée, qui la ſoulagea pendant quelque temps. Je ſoupçonne une nouvelle ſuppuration interne qui donne lieu au paroxyſme.

ORDRE QUATRIEME.

FOLIES ANOMALES,

Ou Maladies qui ont du rapport avec les premieres.

LA fantaisie (*phantasia*) est la faculté de se représenter les objets absens, & son action s'appelle *imagination.* C'est à elle que nous devons ces idées claires & vives que nous avons en dormant, & qui font que nous sommes aussi affectés des idées imaginaires, que de celles que nous recevons par l'entremise des sens. Mais cela ne vient point de la clarté, ni dela force absolue des images, car elle est beaucoup moindre que celle des sensations; mais de ce que l'ame n'étant point distraite par les objets extérieurs, est beaucoup plus attentive à ces images; & c'est ce qui fait que lorsque nous voulons imaginer ou réfléchir profondément, nous nous retirons dans des lieux obscurs & retirés du bruit & du tumulte. L'ame est d'autant plus fortement frappée d'une idée, qu'elle y fait plus d'attention, & que l'impression qui l'excite est plus forte.

L'expérience nous apprend qu'une idée devient d'autant plus claire, qu'on y donne plus d'attention & qu'on y réfléchit plus profondément, & qu'elle nous semble obscure à proportion qu'on la néglige. La mémoire se fortifie par l'étude & la répétition de la même idée, lors sur-tout qu'on y joint la circonstance des lieux, les lettres, & les autres signes qui servent à l'acquérir.

Le propre de l'imagination est de produire en nous la perception des choses que nous avons sues, & même celle d'une autre. Wolf, *Psycolog. Emp. 116*.

La mémoire est la faculté de reproduire les idées, & de les reconnoître. On l'attribue à la flexibilité des fibres médullaires du cerveau, lesquelles semblables à une feuille de parchemin, conservent les plis qu'on y a fait. Cette théorie est purement imaginaire, & il vaut mieux n'en admettre aucune, que d'en recevoir une fausse.

L'imagination & la mémoire sont

absolument nécessaires pour raisonner des choses & en juger. Un homme qui ne conserve point l'idée abstraite ou imaginaire de la blancheur, ne sauroit juger si le papier qu'il voit est blanc ou de quelqu'autre couleur. C'est ce qui fait que ceux qui manquent d'imagination, comme les stupides, les personnes assoupies, ne sauroient discourir, de même que ceux qui manquent de mémoire ne peuvent raisonner, du moins sur les objets dont ils ne peuvent se rappeller l'idée dans l'esprit. On voit donc pourquoi je mets l'oubli & la démence parmi les maladies de cette classe; car ces vices occasionnent une dépravation de jugement, ou une espece d'erreur très-familiere aux léthargiques, qui fait qu'ils ne savent ni ce qu'ils disent, ni ce qu'ils demandent, parce qu'ils oublient ce qu'ils ont demandé avant qu'on leur ait répondu. Soit donc que l'on attribue les sensations aux vibrations des fibres nerveuses, ce qui paroît faux, ou au cours du fluide nerveux électrique, il faut de la part de la machine que les fibres du cerveau soient libres

& flexibles, & non point affaissées, lâches & obstruées, & que les fluides soient mobiles, fluides, purs, ténus; par où l'on voit d'où vient que les poisons, les vapeurs narcotiques, les plaies, les obstructions & les autres vices du cerveau émoussent l'imagination, la mémoire, l'esprit & les autres facultés de l'ame.

XXI. *AMNESIA*, *l'Oubli*; appellé par les Auteurs *Oblivio morbosa*; par les Grecs, *Latyphrosyne*.

C'est une maladie qui ôte la faculté de reconnoître les idées qui se reproduisent dans l'esprit, ou qui détruit ou affoiblit la mémoire. La raison pour laquelle nous reconnoissons les idées qui se reproduisent dans l'ame, ou qui l'ont autrefois affectée, est qu'elles sont vives & accompagnées d'autres idées accessoires; mais on ne peut les reconnoître lorsque les idées principales & les accessoires, ou l'une des deux sont obscures. Il ne suffit pas pour avoir de la mémoire de se rappeller l'idée qu'on a eue; il faut encore connoître qu'on l'a eue autrefois. Par exemple, un homme qui lit *Cicéron*, & qui ne reconnoît pas qu'il l'a lu autrefois, ne sauroit dire qu'il se ressouvienne de l'avoir lu. Comme toute idée imaginaire en suppose une sensitive ou reçue par l'entremise des sens, & que nous ne sentons que les individus, ou les substances accompagnées de plusieurs idées accessoires, & que l'idée imaginaire rappelle à l'esprit les idées accessoires, à moins qu'elles ne soient obscures; il s'ensuit que c'est cet obscurcissement des idées qui produit l'oubli. Les causes qui obscurcissent les idées, sont les passions violentes de l'ame, qui attirent toute son attention, le sommeil & l'assoupissement morbifique, la paralysie des organes qui font naître ces idées; les maladies soporeuses, comme le carus, l'apoplexie, l'épilepsie & même la syncope. En effet, ceux qui reviennent de ces maladies, ignorent entiérement ce qui s'est passé dans le temps du paroxysme, & assurent qu'ils ne se souviennent point d'avoir pensé ni existé.

La cure de cette maladie doit être

toute autre pour les jeunes gens que pour les vieillards. Ceux-ci demandent des médicamens ſpiritueux, céphaliques, chauds ; les premiers des délayans, des analeptiques, vu qu'elle eſt ſouvent occaſionnée chez eux par le trop grand uſage des femmes.

1. *Amneſia à venere*, Ettmuller, *de memoriâ læſâ*, Salmuth, *centur. 1. obſ. 6.* Oubli cauſé par le trop grand uſage du coït.

Une choſe particuliere, eſt que le trop fréquent uſage du coït affoiblit la mémoire, & que les remedes aphrodyſiaques, ſpiritueux la fortifient, pourvu qu'on renonce aux femmes pendant qu'on en uſe ; car elle ſe perd entiérement lorſqu'on continue de les voir.

Rien n'eſt meilleur pour guérir l'oubli, que l'uſage de l'ambre, du chocolat, de l'eau de magnanimité, où il entre des fourmis ; on peut y joindre la confection d'alkermès & d'anacarde, quoique cette derniere ſoit ſuſpecte. Les vieillards ſe trouvent parfaitement bien du thé. Tous ces médicamens, ſavoir, l'ambre, l'anacarde, & le thé nouveau ont une qualité qui enivre.

2. *Amnesia senilis*, Ettmuller, *ibid. collect. Acad. tom. 3. pag. 167.* Oubli causé par le grand âge.

L'oubli n'est pas le partage de tous les vieillards en général, mais seulement de ceux qui n'ont point exercé leur esprit, & qui ont vécu dans l'oisiveté, la mollesse, & la bonne chere; les gens de lettres & les personnes occupées conservent long-temps leur mémoire.

Indépendamment de l'usage du thé, on vante beaucoup les feuilles de bétoine, de sauge, de lavande, la noix muscade, le poivre, le galanga, le troêne, le castoreum, l'encens, &c. que l'on fait infuser dans l'esprit de vin, & dont on se frotte le nez, les tempes, &c. Le ninsing & le gensing, pris à la dose d'un scrupule, passent pour un spécifique dans cette maladie.

3. *Amnesia traumatica*, Schenckius, *observ.* Horstius, *lib. 2. obs. 7.* Hildan, *centur. 3. obs. 1.* L.

C'est celui qui est causé par un coup, une contusion, une plaie à la tête. Il exige au commencement la saignée & les

les autres remedes qu'on emploie pour les contusions; & à l'extérieur, les résolutifs spiritueux, le baume du Commandeur, l'eau vulnéraire, &c. Cette espece se guérit souvent.

4. *Amnesia plethorica*; Oubli causé par la pléthore, par la suppression du flux hémorroïdal. Zacutus Lusitanus, *lib. 1. obs. 47. prax. admirab.* par la suppression des lochies. Salmuth, *centur. 1. obs. 72.*

Ces différens principes indiquent assez les remedes qui conviennent à cette espece; *Horstius* a vu cette maladie accompagnée de la folie, attaquer des personnes qui commençoient à manger après une longue abstinence.

5. *Amnesia à pathemate*, Schenckius, *observat.* & *Ephem. Nat. Curios.* Oubli causé par les passions. L.

La crainte, la terreur, lorsqu'elles sont subites, de même qu'une tristesse violente, font quelquefois entiérement perdre la mémoire.

6. *Amnesia cephalalgica.* Actes de l'Académie de Paris 1711. L.

Une douleur de tête continue, gravative, une céphalalgie fébrile suffisent ſouvent pour détruire entiérement la mémoire.

7. *Amneſia à temulentiâ*, Willis, *de moroſi*; Oubli cauſé par l'ivreſſe.

C'eſt celui qui eſt cauſé par l'ivreſſe, l'opium, les filtres, ou les poiſons qui troublent la raiſon.

8. *Amneſia febriſequa*, de Meyſerey, *tom.* 2. *n°*. 243. Oubli à la ſuite des fievres.

Cette eſpece ſuccede aux fievres aiguës. Les remedes indiqués ſont les analeptiques pour réparer les forces du malade, enſuite l'application des véſicatoires ou des ſétons; les purgatiſs ſont auſſi fort utiles, ainſi que les exercices plus forts que de coutume; & ſi la maladie réſiſte, on aura recours aux eaux minérales.

XXII. *AGRYPNIA*; en Latin, *Vigiliæ immodicæ*, *Vigilium morbosum*; en François, *Insomnie*.

C'est une insomnie excessive qui épuise les forces, & qui est accompagnée d'anxiétés, d'inquiétude, de céphalalgie, & d'autres symptomes fâcheux.

Nous veillons ordinairement les deux tiers du jour, je veux dire, que l'ame pendant ce temps-là a des idées claires de ce qui se passe, & le corps exerce les fonctions & les mouvemens qui dépendent de la volonté, ce qui s'appelle vivre. L'autre tiers est consacré au sommeil, ou au repos du corps & de l'ame; tous les membres sont assoupis, incapables d'agir, & privés de sentiment, ce qui n'empêche pas que dans nos songes, les idées qui se présentent à l'imagination ne soient très-claires, tandis que nous n'en avons aucune des objets qui nous environnent; les mouvemens vitaux s'exercent paisiblement, & d'une maniere très-réguliere.

Comme nos forces s'épuifent pendant que nous veillons par les actions de l'ame & du corps, & qu'elles ont befoin d'être réparées par le fommeil, il eft évident qu'une veille trop longue doit les affoiblir infenfiblement, & delà ces laffitudes, ces anxiétés, ces agitations qu'on éprouve. Comme les objets préfens nous occupent fans ceffe & fixent notre attention, il n'eft pas étonnant qu'on ait la tête pefante, qu'on foit trifte, chagrin, & qu'on tombe quelquefois dans la typhomanie.

1. *Agrypnia arthritica*, Bonet, *fepulchret. obferv. 1.* Infomnie arthritique.

Il n'eft pas étonnant qu'un homme qui fouffre ne dorme point, & ce n'eft pas de cette efpece d'infomnie qu'il s'agit ici, vu qu'elle eft un fymptome inféparable de toutes les douleurs; mais de celle qui a lieu indépendamment de celles-ci. Voici une obfervation dans laquelle l'infomnie eft caufée par l'acrimonie de la matiere arthritique, & entretenue par la féchereffe du fang, dont la férofité fe jette continuellement fur la furface. Un homme s'étant fait faire un véficatoire, en fuite d'une colique arthritique violente, tomba dans une insomnie qui résista à tous les remedes, & dont il mourut, parce que la sérosité s'écouloit continuellement par le vésicatoire; & cependant lorsqu'on l'ouvrit, on lui trouva tous les ventricules du cerveau remplis d'une eau limpide.

2. *Agrypnia à pathematis*, Willis, *de animâ brutor. pag.* 2. cinquieme espece de Sennert.

Une jeune femme de Montpellier, dont le mari avoit été assassiné à ses yeux, & qui avoit été laissée elle-même pour morte, tomba dans une insomnie qui dura trois mois & plus. Elle ne pouvoit fermer les yeux, que cette scene tragique ne se présentât aussi-tôt à son esprit. Elle voyoit ses assassins armés de poignards, son mari expirant qui lui tendoit les bras; & elle s'imaginoit recevoir elle-même les coups qu'on lui portoit. Elle se réveilloit toute effrayée, suante & avec la fievre, & cette image faisoit une telle impression sur son esprit, qu'elle redoutoit le sommeil comme la mort. *Willis* rapporte plusieurs exemples semblables. J'ai employé dans ce cas, non point les narcotiques, mais les émulsions & les juleps rafraîchissans.

3. *Agrygnia hysterica*, Willis, *de animâ brutorum*, *pag. 2. cap. 5.* Insomnie hystérique. L.

Toutes les fois que les hypocondriaques & les hystériques veulent dormir, il leur survient des palpitations de cœur, des soubresauts & des constrictions, accompagnées de foiblesses; elles ont peine à respirer, leurs visceres se gonflent, elles sentent des ardeurs, des suffocations, & d'autres symptomes que l'on regarde comme hystériques. D'autres ont des soubresauts de tendons dans les bras & les jambes, des spasmes & de si grandes inquiétudes, qu'il leur est aussi impossible de dormir, que si elles étoient à la torture.

Willis attribue ces symptomes à la qualité vitriolique du fluide nerveux, & ordonne les vésicatoires comme un moyen de procurer l'écoulement de la sérosité âcre; mais il est dans l'erreur. Le plus sûr après la saignée, est de corriger la sécheresse & l'acrimonie du sang par le moyen du petit-lait, des émulsions, des acidules, du lait & des bains; & de passer ensuite aux hypnotiques, en les entremêlant de cathartiques légers, pour préparer la voie à ces remedes.

4. *Agrypnia cephalalgica*, Bonet, *de vigiliis, observ.* 2 & 3. *sepulchret. tom.* 1. Insomnie céphalalgique.

Les Auteurs ont observé que ceux qui meurent à la suite de maux de tête violens, compliqués de fievre & d'insomnies, ont les vaisseaux de la piemere engorgés d'un sang noir, les méninges mêmes distendues par une tumeur phlegmoneuse, grises, noires, gangrenées, que leur cerveau rend un sang noir, fluide, & quelquefois du pus, & que les ventricules sont remplis de sérosité; c'est une suite de la quatrieme, cinquieme & sixieme observation.

5. *Agrypnia ex pancreate*, Bonet, *sepulchret. observ.* 8. Insomnie causée par un vice du pancréas.

Un marchand ne pouvoit dormir sans tomber dans des lypothymies accompagnées d'une sueur froide au visage : il se portoit d'ailleurs très-bien. Les Médecins attribuerent sa maladie à un vice de l'estomac; & lui prescrivirent des cathartiques & des cordiaux, qui ne produisirent aucun effet.

Il mourut, & on lui trouva un abcès au pancréas; & l'on doit attribuer à la même cause la maladie dont parlent *Tulpius*, *Riviere*, & *Hygmore* dans leurs observations.

6. *Agrypnia à dolore*, Sennert. *spec.* 3. Insomnie causée par la douleur.

Toute sensation trop forte & incommode comme les douleurs, de quelque espece qu'elles soient, tout désir violent, comme la faim, la soif, le pica, la tabacomanie, la convoitise, l'amour, l'envie de pisser, d'aller à la selle, &c. interrompent le sommeil jusqu'à ce qu'on ait satisfait ces besoins.

La difficulté de respirer, la toux à laquelle sont sujets les hydropiques, les asthmatiques, ceux qui ont une hydropisie de poitrine, lorsqu'ils ne peuvent trouver une situation commode pour dormir, produisent le même effet. On peut en dire autant des sensations trop vives, de la lumiere, du bruit, de la dureté; cependant la fraîcheur qui regne au lever de l'aurore, un bruit doux, tel que le murmure d'un ruisseau, le bruit de la pluie, &c. invitent au sommeil.

7. *Agrypnia ab indigestione*, Sennert; *à vermibus primarum viarum*, Horstius; *ructationi assiduæ succedens*, Willis. Insomnie causée par l'indigestion; par des vers dans les premieres voies; par des rapports fréquens.

Ceux qui mangent trop à souper, après avoir dormi quelques heures, s'éveillent pour l'ordinaire avec la fievre, des chaleurs, des anxiétés & des sueurs, & ne peuvent plus se rendormir.

8. *Agrypnia febrilis*, Sennert. spec. prima. *Pervigilium febrile.* Boerhaave, *Aphor. 708*. Riviere, *de symptom. febr. putrid. cap. 2.* Insomnie fébrile. A.

La fievre peut non seulement troubler le sommeil à cause de la soif, de la chaleur, des douleurs & des autres sensations incommodes dont elle est accompagnée, mais encore par la violente oscillation des arteres du cerveau, de sa phlogose, d'où s'ensuit une cephalalgie pulsative, ou une pulsation importune.

On y remédie par le repos du corps & de l'esprit, par l'absence de la lumiere, du bruit, des objets qui excitent des idées trop vives; par un froid modéré, un air humide, une nourriture douce, humectante, des boissons farineuses, douces, émollientes; par un murmure continu, doux, agréable; des remedes farineux, oléagineux, humectans, adoucissans; par l'odeur des végétaux somniferes; par l'usage des anodins, des parégoriques, des narcotiques, après avoir préalablement employé les moyens propres à calmer l'inflammation, comme la saignée, les potions nitreuses, &c. L'eau & le suc de laitue passent pour les remedes les plus efficaces.

9. *Agrypnia senilis.* Henri de Heers, *dissert.* Langius, *lib. 1. epistol. 26. de vigiliis senum.* L.

Les vieillards sont fort sujets aux insomnies, mais les narcotiques leur sont nuisibles, & leur causent souvent une ischurie, comme l'Auteur que nous venons de citer l'observe très-bien. Le meilleur remede qu'on puisse leur conseiller, est de boire un peu plus qu'à leur ordinaire, & de faire usage d'analeptiques stomachiques spiritueux, tels que les différentes especes d'ambre.

L'insomnie, lorsqu'elle n'est point excessive, est moins nuisible aux vieillards qu'aux jeunes gens. Elle paroît être occasionnée par la sécheresse & l'âcreté de leur sang, aussi-bien que par les soucis dont ils sont agités, & le vin est le meilleur remede pour les dissiper.

10. *Agrypnia critica*, Preysinger, *class. 1.* Insomnie critique. B.

Cette espece précede sur-tout l'hémorragie du nez, & elle est accompagnée des signes avant-coureurs de ce saignement, tels que la douleur de tête, la tension du cou, la rougeur des yeux, le prurit des narines &c.

11. *Agrypnia ab insectis*; Insomnie causée par des insectes.

Les insectes qui nous inquietent le plus, sur-tout la nuit, sont *la punaise*, dont la morsure & la puanteur nous empêchent de dormir; *la puce*, qui, comme la punaise, pique les vaisseaux sanguins, dont le sang en s'épanchant fait naître ces taches rouges, qui ne sont pas exemptes de virulence; *le cousin*, dont les piqûres nous inquietent autant que celles des puces : *le pou*, qui habite principalement dans le cuir chevelu, & cause, sur-tout aux personnes mal-propres, des sensations fort désagréables ; *une autre espece de pou* familier aux personnes débauchées, qui se niche dans la région du pubis, d'où il rampe souvent jusqu'aux cils & aux sourcils : *le taon* dont l'aiguillon, semblable à une alêne, perce nos jambes pendant le jour ; enfin *les mouches* ordinaires, qui entrent par troupes dans nos maisons pendant l'été, & qui, lors sur-tout que le vent du midi souffle, nous piquent au visage, aux mains, &c. & interrompent notre sommeil de l'après-midi.

On chasse les punaises, en oignant les bois des lits avec l'onguent mercuriel, ou en les lavant avec l'esprit anti-vénérien de *Van Swieten*, ou avec une décoction de dentelaire ; l'odeur de la tanaisie, de l'aurone, produit le même effet : on tue les pous avec les poudres de tabac, de cévadille, de staphisaigre ; on ne peut exterminer les puces qu'en changeant souvent de linges, & en leur faisant une chasse continuelle ; pour éloigner les cousins des maisons, il faut tenir les fenêtres exactement fermées pendant le jour, habiter des endroits au voisinage desquels il n'y ait point des plantations d'arbres, ne point conserver la chandelle allumée pendant la nuit, & avoir soin d'envelopper le contour du lit, d'une toile de soie qui soit impénétrable aux insectes. Les Lappons oignent leur corps avec de la poix fondue pour se défendre des piqûres des cousins & des mouches ; les Américains, emploient au même but le suc de *rocou* pour prendre les mouches ; on suspend dans la chambre, des faisceaux de saule, qu'on enveloppe ensuite dans un sac, lorsqu'ils sont couverts de mouches, ou bien on expose à ces insectes du miel empoisonné avec l'arsenic, ou le sublimé corrosif ; mais le plus sûr moyen de s'en garantir, est de tenir les fenêtres des chambres, fermées pendant le jour, car ces insectes s'éloignent des lieux ténébreux.

Fin du septieme Volume.

TABLE
DES ORDRES
ET GENRES DE MALADIES
Qui sont contenus dans ce septieme Volume.

ORDRE SECOND.

ORDRE TROISIEME.

ORDRE QUATRIEME.

Fin de la Table du septieme Volume.

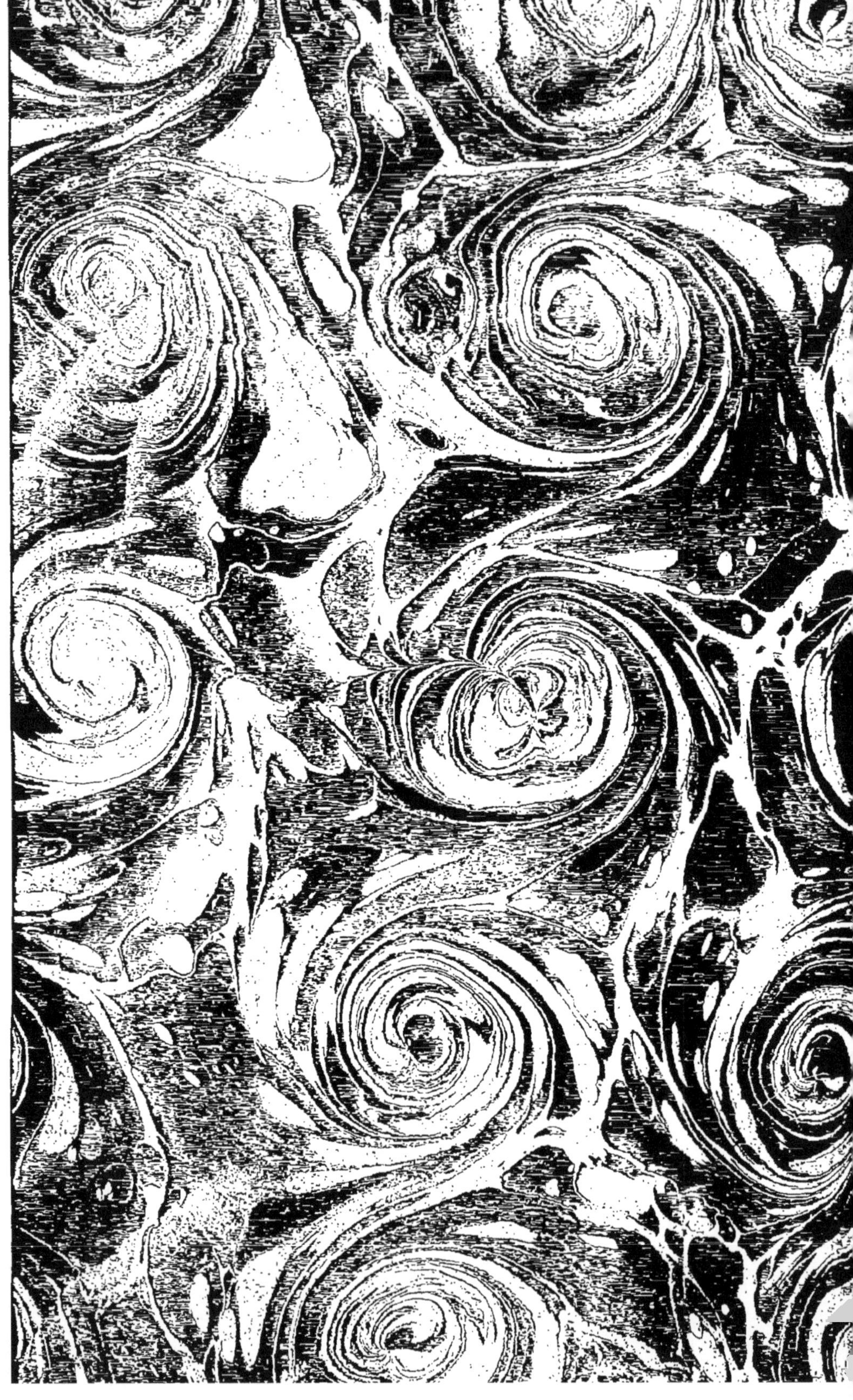

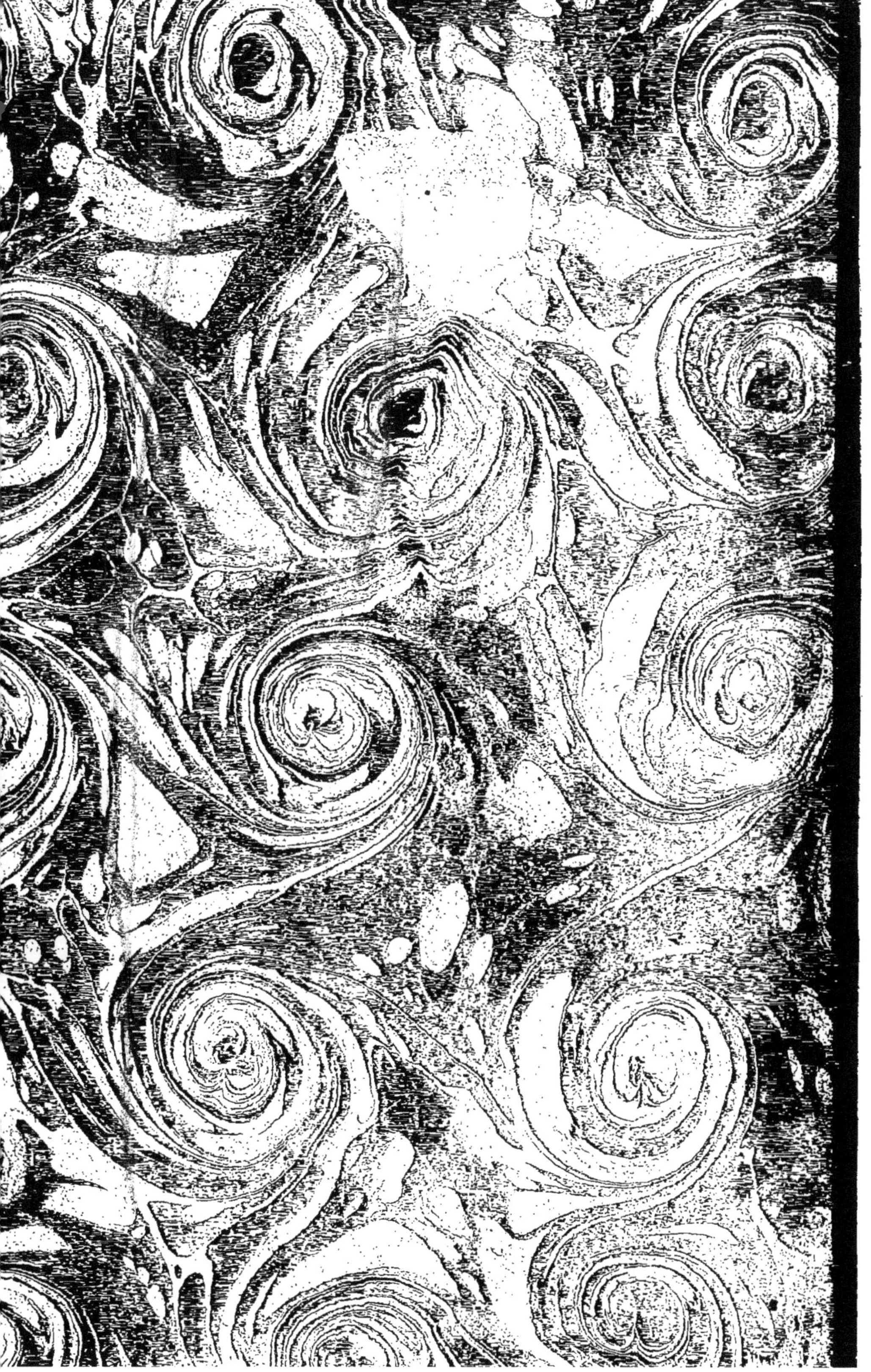

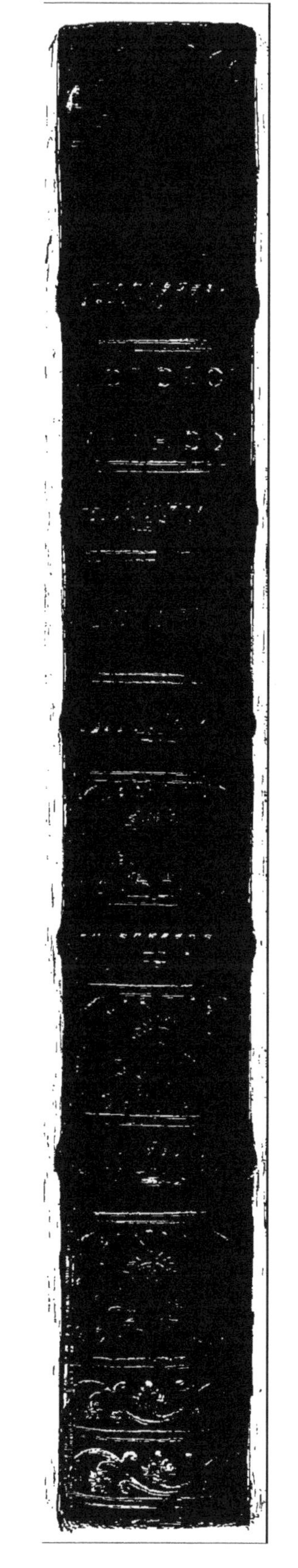

www.ingramcontent.com/pod-product-compliance
Ingram Content Group UK Ltd.
Pitfield, Milton Keynes, MK11 3LW, UK
UKHW020257230726
13925UKWH00001B/94

9 782013 606974